W0210862

Claude-Suzanne
Didierjean-Jouveau

Pour une naissance à visage humain

jouvence
EDITIONS

Du même auteur aux Éditions Jouvence

Porter bébé, 2006
Partager le sommeil de son enfant, 2005
Allaiter, c'est bon pour la santé, 2003
L'allaitement maternel, 2003
Pour une parentalité sans violence, 2002
Anthologie de l'allaitement maternel, 2002

Extraits de la collection « Pratiques Jouvence »

L'hygiène naturelle de l'enfant,
Sandrine Monrocher-Zaffarano, 2005
Les clés de l'harmonie familiale, Christel Petitcollin, 2004
Masser bébé, Rachel Izsak-Simonet, 2004
Bien communiquer avec son enfant,
Christel Petitcollin, 2003
Relaxation et détente des enfants, Philippe Barraqué, 2001

CATALOGUE GRATUIT SUR SIMPLE DEMANDE

ÉDITIONS JOUVENCE
Suisse : CP 184, CH-1233 Genève-Bernex
France : BP 90107, F-74161 Saint-Julien-en-Genevois Cedex
Site internet : **www.editions-jouvence.com**
E-mail : info@editions-jouvence.com

Illustration de couverture : Jean Augagneur
Mise en pages : claudinecouture@tiscali.fr

© Éditions Jouvence, 2000
© Éditions Jouvence, 2007
Nouvelle édition revue et actualisée
ISBN 978-2-88353-564-0
Tous droits de traduction, reproduction et adaptation réservés pour tous pays.

Sommaire

Préface à la seconde édition 7

Introduction 9

La grossesse n'est pas une maladie 13

Par qui se faire suivre ? 13

Les examens 15

Les échographies 18

Le diagnostic prénatal (ou anténatal) 21

Les préparations à l'accouchement 23

L'accouchement 25

Où accoucher ? 25

Le besoin d'intimité 30

Avec qui accoucher ? 31

Le père et les autres accompagnants 32

Les gestes médicaux 34

Le déclenchement 34

À quel moment
partir à la maternité ? 36

La perfusion d'ocytocine 37

La rupture de la poche des eaux *38*
Le monitoring en continu *39*
Les touchers vaginaux *40*
La péridurale *40*
Les positions pendant le travail et l'accouchement *45*
Préserver le périnée *46*
Le coaching de l'accouchement *47*
L'expression abdominale *48*
L'épisiotomie *48*
La césarienne *50*
L'accouchement prématuré.................. 53
Que serait un accouchement physiologique ?.................................. 55

Les heures et les jours qui suivent la naissance **59**
L'isolette... 60
Le bain... 60
L'aspiration..................................... 61
Plaidoyer pour la non-séparation 62
Les suites de couches 68

Conclusion **69**

Ressources **71**
Des textes à connaître 71
Des adresses 73
Des ouvrages 77

Notes **81**

Préface à la seconde édition

Écrit en 1999, paru en 2000, ce petit livre a connu plusieurs réimpressions. Cette fois-ci, les Éditions Jouvence et moi-même avons souhaité faire une nouvelle édition actualisée.

Car il s'en est passé des choses, depuis huit ans. Des bonnes et des moins bonnes.

Dans les moins bonnes, citons :

- l'augmentation continue du nombre de césariennes,
- la poursuite de la fermeture de maternités, entraînant l'augmentation du nombre d'accouchements dans les maternités restantes (et ce, d'autant plus que les années 2000 ont connu un mini baby-boom), une dégradation des conditions de travail des personnels et des conditions d'accueil des femmes avant, pendant et après la naissance (réduction comme peau de chagrin des séances de préparation, sorties de

plus en plus précoces sans accompagnement à la sortie, etc.),
– le maintien d'un taux de déclenchement très élevé (même s'il n'augmente plus).

Et dans les bonnes, ou tout du moins encourageantes :
– la remise en cause par les professionnels eux-mêmes du caractère systématique de certains gestes (épisiotomie),
– le rôle croissant des usagers (dans le cadre de la loi Kouchner) et de leurs représentants (regroupés au sein du CIANE, Collectif Inter-Associatif autour de la NaissancE),
– le développement des réseaux de périnatalité,
– l'apparition de *doulas*,
– la possibilité de l'apparition de maisons de naissance, ou tout du moins de pôles physiologiques,
– l'apparition des projets de naissance,
– l'explosion de sites Internet, de forums, de livres… sur la même longueur d'ondes que celui-ci (voir bibliographie).

J'espère que cette nouvelle version sera encore plus utile que la première pour aider les futurs parents à faire des choix éclairés, grâce à des informations aussi complètes et honnêtes que possible.

Introduction

Il n'est pas exagéré de dire qu'autour de la naissance s'affrontent deux logiques difficilement conciliables.

La première voit dans la grossesse une situation à risque (tant pour la mère que pour le fœtus), à surveiller au maximum grâce à une kyrielle d'examens, d'analyses, de dosages… en inflation constante au fil des ans[1]. L'accouchement, lui, est réduit à l'extraction la plus rapide possible du fœtus de l'utérus maternel (d'où déclenchements, perfusions d'ocytocine pour accélérer les contractions, forceps et ventouses, césariennes, etc.). Quant aux moments qui suivent la naissance, ils sont l'occasion de faire subir au nouveau-né toute une série d'examens plus ou moins traumatisants, « pour vérifier que tout va bien ».

L'autre logique – que certains ont appelé logique de la sage-femme, par opposition à la première qui serait plutôt celle de l'obstétricien – voit dans la grossesse, l'accouchement et l'immédiat après-naissance, des processus physiologiques qui, sauf exception, se déroulent naturellement, et qu'il est inutile, voire nuisible, de perturber par des examens et des gestes médicaux systématiques[2].

Les tenants de la première logique s'abritent derrière des protocoles qu'ils appliquent à tous les coups, « au cas où », là où les défenseurs de la seconde réagissent au cas par cas, prêts à intervenir s'il le faut, mais capables de ne rien faire s'il n'y a besoin de rien faire (ce qui est le cas dans près de 90 % des accouchements).

Dans la seconde logique, la femme et son enfant sont acteurs de la naissance ; dans la première, ils sont sujets passifs des gestes effectués sur eux par les professionnels de santé. Cela n'est pas sans conséquence sur leur vécu, sur la façon dont vont se nouer leurs premières relations, sur la façon dont *cette* femme va pouvoir devenir la mère de *cet* enfant.

Ces deux logiques sont très bien illustrées par l'opposition entre les modèles français et hollandais. Comme l'écrivent les sociologues M. Akrich et B. Pasveer (voir bibliographie), « nous nous demandions comment il était possible qu'existent en cette fin de XXe siècle deux formes d'organisation aussi contrastées, dans lesquelles l'utilisation des techniques soit si inégale et qui conduisent à des performances, en termes de mortalité et de morbidité, sinon équivalentes, du moins voisines, les meilleurs résultats étant d'ailleurs plutôt du côté des solutions les moins instrumentées ». Et elles concluent que la différence entre les deux systèmes tient au fait qu'aux Pays-Bas, grossesse et accouchement « sont *a priori* normaux et ne doivent faire l'objet d'une prise en charge médicale que dans des cas bien spécifiés, alors qu'en France, ils ne peuvent être qualifiés de normaux qu'*a posteriori* ».

Dans ce petit livre, j'ai voulu donner aux futurs parents des informations qu'ils ne trouveront peut-être pas dans les magazines courants, dans leur entourage ou auprès de leur médecin traitant. Leur montrer qu'il existe une autre façon d'accoucher que le « grand jeu » habituel (déclenchement, perfusion, monitoring en continu, péridurale, épisiotomie, forceps, voire césarienne). Leur donner les moyens de faire un choix éclairé, c'est-à-dire un choix qui tienne compte des avantages et des inconvénients de chacun des gestes médicaux couramment pratiqués pendant la grossesse, l'accouchement et les suites de couches.

Je ne prétends pas, en moins de cent pages, aborder tous les aspects de la question en détail. Mais j'espère en dire assez pour éveiller la curiosité et donner envie de s'informer davantage (voir, en fin de volume, la partie « Ressources »).

La grossesse n'est pas une maladie

De plus en d'études mettent en évidence l'importance de ce qui se passe pendant la grossesse (notamment l'état émotionnel de la femme enceinte) pour la vie future de l'enfant[3]. Pourtant, la façon dont sont suivies les femmes enceintes chez nous semble faite pour engendrer toujours plus de craintes et d'angoisses, créant ce que Michel Odent a appelé un « effet *nocebo* ».

Par qui se faire suivre ?

Comme pour l'accouchement, on peut dire qu'il y a une vision physiologique et une vision pathologique de la grossesse. Si l'on veut partir d'un bon pied, mieux vaut donc choisir un praticien qui, tout en sachant détecter à temps une éventuelle pathologie et la traiter, ne déploiera pas d'emblée l'artillerie lourde! Ce peut être un gynécologue, un généraliste, mais aussi une sage-femme qui peut, on ne le sait pas assez, effectuer les visites prénatales.

Beaucoup de femmes se plaignent à juste titre du morcellement des tâches dans le suivi de la maternité, morcellement qui implique un très grand nombre d'intervenants et donc l'impossibilité de créer des liens personnels et privilégiés de confiance avec une personne donnée.

Il y a pourtant un remède à ce morcellement, c'est ce qu'on appelle « l'accompagnement global », proposé par un certain nombre de sages-femmes[4]. Il s'agit que la femme enceinte puisse être accompagnée tout au long de la grossesse, de l'accouchement et des suites de couches, par la même personne.

Les sages-femmes, véritables spécialistes de la grossesse et de l'accouchement normaux (ou *eutociques*), ont en effet toute compétence pour assumer la responsabilité du suivi de la grossesse et de la pratique de l'accouchement[5]. Leur connaissance des frontières entre le « normal » et le « pathologique » leur permet de prendre la responsabilité d'un dépistage systématique et de l'orientation rapide vers un obstétricien en cas de doute ou de pathologie confirmée. C'est d'ailleurs ce qui se passe en Hollande, où l'immense majorité des suivis de grossesse et des accouchements sont faits par des sages-femmes, qui adressent la femme à un obstétricien quand elles détectent une pathologie.

Les examens

Avoir une vision physiologique de la grossesse, c'est notamment savoir que la femme enceinte peut avoir des résultats à certains examens qui seraient indicateurs d'une pathologie en temps ordinaire, mais sont normaux dans son état.

Comme le dit Michel Odent, le placenta est l'avocat du bébé, et « est constamment en train de manipuler la physiologie maternelle pour le bien du fœtus. Il peut envoyer des messages à la mère grâce à des hormones telles que l'Hcg. C'est comme si le placenta disait à la mère, par exemple: "Peux-tu diluer ton sang et le rendre plus fluide, pour qu'il puisse aller plus facilement là où l'on en a un besoin urgent." Ou encore : "Peux-tu augmenter ta pression sanguine parce que nous avons besoin de plus de sang." Il peut aussi, suite à un besoin accru de glucose, engendrer une modification temporaire du métabolisme des hydrates de carbone. »[6]

M. Odent donne trois exemples d'examens dont les résultats peuvent être modifiés par la grossesse et engendrent nombre d'inquiétudes et de traitements souvent inutiles.

Premier exemple, le taux d'hémoglobine. Quand, en fin de grossesse, une femme a un taux d'hémoglobine autour de 9,0 ou 9,5 g pour 100 ml de sang, elle risque fort de tomber sur un professionnel de santé qui, n'étant pas au courant des études épidémiologiques, pensera qu'un tel chiffre signe une déficience en fer, dira à la femme qu'elle est anémiée et doit prendre du fer. Les études épidémiologiques semblent pourtant indiquer qu'un tel taux est non seulement normal mais bénéfique pendant la grossesse. Une équipe londonienne a ainsi étudié l'issue de plus de 150 000 grossesses[7]. Le poids de naissance moyen le plus élevé se retrouvait dans le groupe de femmes ayant eu pendant la grossesse un taux d'hémoglobine compris entre 8,5 et 9,5. Quand ce taux ne tombait pas en dessous de 10,5, il y avait un risque accru de petit poids à la naissance, de pré-éclampsie et d'accouchement prématuré. Au lieu d'inquiéter la femme et de lui prescrire du fer qui, non seulement n'aura aucun effet bénéfique, mais pourra avoir des effets secondaires désagréables (constipation, diarrhées, brûlures d'estomac, etc.), il faudrait plutôt lui expliquer que le volume sanguin d'une femme enceinte doit augmenter significativement (d'environ 40 %), et que le taux d'hémoglobine ne fait que mesurer le degré de dilution sanguine. Une baisse de ce taux ne fait donc qu'indiquer que le placenta fait bien son travail.

Deuxième exemple, l'hypertension.
En fin de grossesse, beaucoup de femmes ont plus de tension. Là aussi, la plupart du temps, on les inquiète, parfois on leur prescrit des médicaments

contre l'hypertension (dont le principal effet est de réduire la croissance du fœtus et donc d'augmenter le nombre des petits poids de naissance). Et là aussi, on ignore les études épidémiologiques montrant que l'hypertension gestationnelle (induite par la grossesse) est dans l'immense majorité des cas physiologique et non pathologique[8] (la pathologie, c'est la pré-éclampsie, qu'on diagnostique à partir de la présence de protéines dans l'urine – plus de 300 mg dans les urines de 24 heures – et qu'il faut évidemment traiter). C'est ainsi qu'une étude de la mortalité périnatale sur deux années à l'hôpital de Nottingham, en Angleterre, avait clairement montré que les meilleurs résultats se trouvaient chez les femmes ayant eu une hypertension gestationnelle[9].

Troisième exemple, le diabète gestationnel. La plupart des professionnels de santé ne se rendent pas compte de l'impact nocif du terme « diabète gestationnel ». Quand on donne ce diagnostic à une femme enceinte, elle a évidemment tendance à confondre ce qui est la réponse transitoire de son corps aux besoins du fœtus, avec une maladie chronique grave. Un tel terme transforme en un instant une femme enceinte heureuse en une malade, alors qu'il ne s'agit pas d'une maladie (un médecin a pu parler de « non-entité » à propos du diabète gestationnel[10], un autre a écrit qu'il s'agissait d'« un diagnostic attendant toujours sa maladie »). Une étude portant sur l'ensemble de la population canadienne a montré que le dépistage systématique du diabète gestationnel n'améliore pas les statistiques périnatales[11]. En effet, dans certaines parties de l'Ontario, on l'arrêta en 1989, alors qu'il continuait ailleurs dans l'Etat. On s'aperçut ainsi qu'il avait pour seul effet de dire à 2,7 % des femmes enceintes qu'elles avaient un diabète gestationnel, sans que cela change quoi que ce soit aux taux de mortalité et morbidité périnatales.

Beaucoup pensent donc qu'on ne devrait plus faire systématiquement le test de tolérance au glucose (hyperglycémie provoquée) chez les femmes enceintes. D'autant qu'un tel diagnostic n'a aucune utilité puisqu'il n'amène généralement comme prescription que des recommandations qu'on devrait donner à toutes les femmes enceintes, du genre: préférez les sucres lents aux sucres rapides, mangez des fruits et des légumes, faites de l'exercice, etc.[12] Il ne sert qu'à inquiéter la femme.

Les échographies

Actuellement, pratiquement toutes les femmes enceintes passent au moins une échographie (99,9 % d'après l'enquête périnatale de 2003), 40,4 % en passent trois et 57 % en passent plus de trois (dont 21,5 % qui en passent six ou plus). Pourtant, un certain nombre d'études mettent en doute d'une part leur utilité *quand elles sont faites en routine et non sur indication médicale et qu'on les multiplie,* et d'autre part leur absence de toxicité. Par exemple, en 1993, des chercheurs suisses ont procédé à une synthèse de quatre études précédentes concernant un total de près de 16 000 grossesses[13]. Leur conclusion principale était que le taux d'enfants vivants à la naissance et la morbidité périnatale (mesurée par un Apgar inférieur à sept) étaient les mêmes dans le groupe n'ayant pas subi d'échographies de routine que dans le groupe en ayant subi.

La même année, une étude comparant une population de femmes ayant subi cinq échographies pendant la grossesse et une population de femmes n'en ayant subi qu'une seule à 18 semaines, trouvait un retard de croissance du fœtus dans le premier groupe[14].

En 2001, une équipe suédoise, examinant de jeunes hommes nés entre 1973 et 1978, concluait que le fait que leur mère ait subi des échographies pendant la grossesse, augmentait de plus de 30 % leur probabilité d'être gaucher[15]. Ce qui suggérait que les échographies pouvaient affecter le développement du cerveau du fœtus.

Plus récemment, une équipe américaine travaillant sur des embryons de souris a mis en évidence que les ultrasons perturbent un processus appelé « migration neuronale », durant lequel les neurones se déplacent vers leur position définitive[16]. Mieux vaut donc ne pas en abuser[17], même si le fœtus humain possède un cerveau bien plus grand et plus dense que celui des souris…

Mais le principal reproche qu'on peut faire à l'échographie, c'est sans doute d'inquiéter inutilement un grand nombre de femmes enceintes. Un exemple entre mille : de très nombreuses femmes se voient diagnostiquer un « placenta bas » en début de grossesse, alors que, dans l'immense majorité des cas, le placenta va se développer vers le haut. Même si l'échographiste leur explique ce qu'il en est (ce qui est loin d'être toujours le cas), le doute va subsister dans leur tête : pourquoi en avoir parlé si c'est sans importance ?

Dans une étude datant de 1990[18], 150 femmes avaient été diagnostiquées à l'échographie comme ayant un *placenta praevia*, alors qu'au terme de la grossesse, elles n'étaient que quatre à en avoir vraiment un…

Combien d'autres « problèmes » détectés, qui se seraient résolus tout seuls ? Combien de « retards de croissance » diagnostiqués à tort ? Combien d'accouchements déclenchés parce que le terme fixé par l'échographie – et peut-être erroné – était dépassé ?

Le diagnostic prénatal (ou anténatal)

Quand l'échographie ou l'un des autres moyens de diagnostic prénatal de plus en plus souvent proposés aux femmes détecte une anomalie chez le fœtus, les parents se retrouvent devant un choix difficile : selon quels critères décider qu'elle est ou non « acceptable » (étant sous-entendu que si elle ne l'est pas, elle se soldera par une IMG, interruption médicale de grossesse). Un doigt surnuméraire ou une fente palatine, qu'on opère sans problème, sont-ils ou non « acceptables » ? À partir de quel degré d'anomalie ou de handicap une vie ne vaut-elle pas d'être vécue ?

Le problème est redoublé du fait que certains de ces tests sont loin d'être anodins. Prenons l'exemple du dépistage sanguin du risque de trisomie 21, qu'un très grand nombre de femmes enceintes se voient proposer actuellement (près de 80 % l'ont eu, d'après l'enquête périnatale de 2003). Ce test n'est pas un diagnostic, il ne fait que donner l'indication d'une *possibilité de risque.* Si le risque est de plus de 1 sur 250, on va proposer à la femme de faire une amniocentèse, où le risque de fausse couche est de 1 sur 100... C'est-à-dire que pour éviter le risque de la naissance d'un bébé trisomique, on prend un risque plus grand de perdre le bébé (on estime actuellement que pour une trisomie dépistée, on provoque deux fausses couches d'enfants sains). Cela peut se comprendre, mais les parents devraient être correctement informés de l'ensemble du tableau, ce qui n'est pas toujours le cas. Et cela ne se justifie que si le couple est prêt à une IMG dans ce cas. On peut espérer que se développent des tests non invasifs[19] qui, même s'ils ne résoudront pas les problèmes éthiques que pose le diagnostic anténatal, auront au moins l'avantage de ne pas provoquer la mort d'enfants tout à fait sains.

La conclusion qu'on peut tirer de ce qui précède est que la multiplication des examens, tests, dépistages, etc. de routine, n'est pas nécessairement toujours une bonne chose : sans améliorer obligatoirement le pronostic pour le fœtus, ils peuvent provoquer chez la femme une grande anxiété, qui va retentir sur le déroulement de la grossesse, voire provoquer un total désinvestissement tout le temps de l'attente du résultat. Parfois même, en savoir « plus » sur le fœtus peut avoir un effet contre-productif. C'est ainsi qu'une étude anglaise a observé 79 accouchements où le bébé s'était présenté par le siège et où ce « détail » n'avait pas été diagnostiqué à l'avance. Les résultats étaient aussi bons qu'en cas de diagnostic préalable, et même meilleurs dans la mesure où les césariennes étaient alors moins fréquentes.

À chaque couple donc de peser le pour et le contre de tous les examens qu'on va lui proposer.

Les préparations à l'accouchement

Jusqu'aux années soixante-dix, la seule préparation existante était la méthode psycho-prophylactique (PPO) introduite par le Dr Lamaze. Il y aurait beaucoup à en dire, notamment sur la « tromperie sur la marchandise » qu'a représentée pour beaucoup de femmes son appellation populaire d'« accouchement sans douleur », et sur son aspect par trop volontariste. Il n'en reste pas moins que la PPO (et toutes les méthodes qui en sont issues) visait à faire de la femme l'acteur de son accouchement, en lui donnant une meilleure connaissance de son corps et de la physiologie de l'accouchement.

Dans les années soixante-dix, l'« offre » en matière de préparation s'est énormément diversifiée : yoga, sophrologie, chant prénatal, danse prénatale, préparation en piscine, haptonomie, etc. Les femmes ne savaient parfois plus quoi choisir.

Actuellement, ces différentes méthodes existent toujours (notamment l'haptonomie), mais on peut dire que, depuis déjà pas mal d'années, la préparation à l'accouchement est en crise. Beaucoup pensent, même s'ils ne le disent pas tout haut, qu'une femme « sous péridurale » n'a pas besoin de se préparer (si ce n'est en discutant de ladite péridurale avec l'anesthésiste). Un taux élevé de péridurales, couplé à une pénurie de personnel, a fait que, dans beaucoup de maternités, les séances de préparation se sont réduites comme peau de chagrin et vidées de leur sens.

Pourtant, avec ou sans péridurale, la grossesse et l'accouchement sont des événements assez importants dans la vie d'une femme (et dans son corps) pour qu'il vaille la peine de s'y arrêter, d'en parler en couple, en groupe, etc. Aussi trouve-t-on de plus en plus de préparations à la naissance assurées par des sages-femmes libérales. À chacune de voir ce qui lui convient le mieux parmi les différentes techniques proposées.

L'accouchement

Où accoucher ?

Trouver le lieu où l'on se sentira bien pour mettre son enfant au monde est un travail de longue haleine. Mais après tout, ce n'est pas une urgence : on a plusieurs mois pour s'informer, poser des questions et se décider[20].

Poser des questions, connaître les bonnes questions à poser, ce n'est pas évident lorsqu'on attend son premier enfant. Mais c'est vraiment la seule façon de savoir si la maternité que l'on visite pratique 15 ou 30 % de césariennes, 10 ou 100 % d'épisiotomies, fixe ou non un temps maximum pour accoucher[21], pose systématiquement une perfusion d'ocytocine et à quel moment de la dilatation, impose ou non une surveillance en continu par monitoring, laisse ou non une liberté de mouvement pendant la dilatation et de posture pendant l'expulsion, sépare ou non le bébé de sa mère à la naissance…[22]

Si les réponses ne sont pas totalement satisfaisantes, mais semblent indiquer une possibilité de discussion, cela vaut la peine d'aller plus loin, de bien faire préciser les choses, d'insister sur ce qui semble primordial ; éventuellement en le mettant par écrit (certains parents souhaitent même conclure une sorte de « contrat » avec l'équipe[23]), ce qui permettra, le jour de l'accouchement, d'avoir dans le dossier une trace écrite à laquelle se référer.

Si les réponses sont par trop évasives, voire contraires à son attente, mieux vaut peut-être aller voir ailleurs sans attendre. Après tout, la clinique du coin de la rue ou celle « recommandée » par son gynécologue n'est pas la seule possibilité. Il existe tout un éventail de lieux possibles : hôpitaux, cliniques, petites maternités, cliniques « ouvertes » (où des sages-femmes libérales ont accès au « plateau technique » et peuvent donc venir avec les femmes qu'elles ont suivies pendant leur grossesse), maisons de naissance, domicile avec possibilité d'accueil dans une structure hospitalière en cas de problème.

Bien sûr, depuis plusieurs années, l'éventail a plutôt eu tendance à se rétrécir, avec la fermeture de plus en plus de petites maternités de proximité, et l'accent mis sur la création de véritables « usines à bébés » pratiquant plusieurs milliers d'accouchements par an (d'après l'enquête périnatale de 2003, 42 % des accouchements ont eu lieu dans des maternités pratiquant plus de 1 500 accouchements par an, contre 30,7 % en 1981 ; et 35,7 % dans celles en pratiquant plus de 2000, contre 20,9 % en 1998).

Tout cela au nom de la sécurité, prétendument meilleure dans ces grosses structures. D'autres pays, qui avaient pratiqué la même politique, en sont pourtant revenus. C'est le cas de la Grande-Bretagne, où un rapport de la Chambre des Communes de 1992 a recommandé « que la politique qui consiste à fermer les petites maternités des milieux ruraux en se basant sur des arguments préconçus de sécurité soit abandonnée »[24]. Il est vrai que des statistiques alarmantes de BBA (*birth before arrival* = naissance avant l'arrivée à la maternité) avaient commencé à apparaître dans la littérature médicale britannique. Cela risque d'être aussi le cas en France si, dans certaines régions, les femmes doivent faire plus de 100 km avant d'atteindre la maternité la plus proche…

Que sont les maisons de naissance?

Les maisons de naissance ont vu le jour aux États-Unis. On en trouve aussi au Canada, en Allemagne et en Suisse (où elles existent depuis une vingtaine d'années), en Italie, en Grande-Bretagne…

Ce sont des structures indépendantes des structures hospitalières (mais qui travaillent en réseau avec elles, notamment quand un transfert de la femme s'impose en cours d'accouchement), et qui fonctionnent sous la responsabilité de sages-femmes.

Lieux intermédiaires entre le domicile et l'hôpital, elles permettent le suivi de la grossesse, de la naissance et des suites de couches dans un même endroit, avec le même personnel, dans un environnement centré sur la santé et non sur la maladie[25].

En 1998, Bernard Kouchner, alors secrétaire d'Etat à la santé, avait annoncé la constitution d'un groupe de travail sur les maisons de naissance. Cela était resté sans suite, les projets existants suscitant une très forte résistance chez beaucoup de professionnels. En 2004, le Plan « périnatalité »[26] préconisait à son tour « l'expérimentation de maisons de naissance attenantes à des plateaux techniques ». Un groupe de travail s'est réuni en 2005 et 2006 afin d'élaborer un cahier des charges qui devait permettre à plusieurs projets pilotes de voir enfin le jour début 2008[27]. Aux dernières nouvelles, le dossier serait à nouveau au point mort…

Est-il vraiment dangereux d'accoucher à la maison ?

Un certain nombre de femmes pensent que le meilleur moyen d'avoir l'accouchement qu'elles souhaitent (intimité, personne connue et de confiance, liberté de mouvement pendant le travail et lors de l'expulsion, respect du nouveau-né à la naissance), c'est encore d'accoucher à domicile. Mais quand elles en parlent à leur médecin et à leur entourage, la réaction unanime est : « Ne fais pas ça, c'est dangereux, que feras-tu si... ? »

Pourtant, chaque fois que des études statistiques ont été faites (que ce soit au Canada, en Australie, en Suisse, en Nouvelle-Zélande, aux Pays-Bas...) sur les accouchements à domicile *programmés accompagnés par un professionnel compétent* (le plus souvent une sage-femme expérimentée), elles ont montré qu'il n'y avait pas plus de risque à accoucher à la maison qu'à l'hôpital. L'étude la plus récente et la plus importante a porté sur plus de 5000 accouchements à domicile aux États-Unis et au Canada en 2000. Elle a montré qu'ils étaient associés à autant de sécurité, moins d'interventions et plus de satisfaction que les accouchements à faible risque à l'hôpital[28].

Il peut même y avoir moins de risques à domicile dans la mesure où sont évités des gestes pouvant être iatrogènes, où le professionnel présent n'est là que pour *une* femme et peut très vite s'apercevoir que les choses ne se déroulent pas normalement, et où, après la naissance, le nouveau-né n'est en contact qu'avec des microbes familiaux et familiers. D'après des chiffres britanniques collectés en 1970 et divulgués seulement en 1983, le taux d'infection des nouveau-nés était alors quatre fois plus élevé à l'hôpital qu'à la maison[29].

Rappelons que les Pays-Bas, où 30 % des accouchements se déroulent à domicile, sont le seul pays qui concilie un taux de mortalité périnatale inférieur à 10 pour 1 000, un taux de mortalité maternelle inférieur à 1 pour 10 000 et un taux de césarienne de l'ordre de 11,7 %. Et que d'après l'Organisation mondiale de la santé, la naissance à la maison devrait être la référence à partir de laquelle évaluer tous les programmes de santé périnatale.

Le besoin d'intimité

Beaucoup d'auteurs et beaucoup de femmes insistent sur le besoin d'intimité (ce qu'en anglais l'on nomme *privacy*) que ressent la femme en train d'accoucher (comme les autres femelles mammifères, qui s'isolent du groupe à ce moment-là). Un besoin qui est pratiquement toujours bafoué dans les accouchements courants. Intimité, cela veut dire un espace familier, clos et pas trop grand, peu de lumière, peu de bruit et peu de monde autour de la femme qui accouche. Cela veut dire le moins de gestes intrusifs possible. Cela veut dire aussi, après la naissance, respecter et protéger les tout premiers moments de l'établissement du lien mère/enfant.

On va voir dans les pages suivantes qu'en général, on est bien loin de cette situation idéale.

Avec qui accoucher ?

Comme on l'a vu plus haut, il semble évident que les sages-femmes ont la main moins lourde que les médecins pour ce qui est d'une hypermédicalisation de la naissance. Elles sont davantage dans la physiologie que dans la pathologie. Dans les hôpitaux, ce sont d'ailleurs elles qui effectuent tous les accouchements normaux. Dans les cliniques, elles sont là pendant tout le travail, et le médecin accoucheur n'est là que pour l'expulsion. Un des grands regrets des femmes, c'est de ne pas savoir avec qui elles vont accoucher. C'est d'ailleurs une des raisons pour lesquelles elles choisissent parfois d'accoucher à la clinique où pratique « leur » médecin, sans se rendre compte que bien souvent, il n'arrivera qu'au tout dernier moment…

L'« accompagnement global » (voir plus haut) répond à cette attente, puisque la femme va accoucher avec une sage-femme qu'elle aura appris à connaître tout au long de sa grossesse. La loi Évin du 31 juillet 1991 a permis l'accès aux plateaux techniques hospitaliers aux sages-femmes libérales pour la pratique de leurs accouchements. Malheureusement, cette loi est toujours très mal appliquée, et les sages-femmes libérales se voient régulièrement refuser l'accès à ces plateaux techniques.

Le père et les autres accompagnants

À l'époque où toutes les femmes accouchaient chez elles, la naissance était une « affaire de femmes », et le mari était cantonné à des tâches du genre faire bouillir de l'eau. Aujourd'hui par contre, on insiste sur le soutien qu'il peut et doit apporter à sa femme pendant le travail (par exemple dans la préparation par l'haptonomie), et sur l'importance de sa présence au moment de la naissance de son enfant. Ce nouveau dogme sur la nécessaire présence du père est à replacer dans l'évolution historique du lieu de la naissance : au lieu d'être entourée chez elle de femmes de sa famille ou de son voisinage, la femme se retrouve à l'hôpital, entourée de parfaits inconnus, avec le père comme *seule figure familière* à laquelle se raccrocher. Il ne faudrait pas que le père se retrouve présent à l'accouchement uniquement « parce que cela se fait » : une femme peut avoir envie d'accoucher sans la présence de son compagnon, et/ou ce dernier peut n'avoir pas envie lui-même d'être là. D'autant que dans certains cas, il semble que la présence du père, loin de faciliter l'accouchement, le ralentit et le rend plus difficile. C'est en tout cas une décision à prendre ensemble (et à remettre éventuellement en cause le moment venu). Et cela n'empêche pas qu'on puisse avoir envie d'avoir avec soi une ou des autres personnes que le compagnon : une mère, une sœur, une amie, une *doula*…

Qu'est-ce qu'une doula ?

Aux États-Unis, depuis quelques années, de plus en plus de couples décident d'avoir recours à une *doula* pour les accompagner pendant la période qui entoure la naissance. C'est une personne expérimentée en matière de naissance, et qui apporte des informations et un soutien matériel et émotionnel, différent et complémentaire de ce qu'apporte un professionnel de santé.

Même si le père souhaite assister à l'accouchement et que c'est aussi le désir de sa compagne, son rôle reste mal défini, et il sera généralement peu préparé à ce qu'il va vivre, pourra se sentir impuissant devant la violence de l'accouchement. La présence d'une *doula* permettra au père de ne pas se sentir seul responsable du bien-être physique et émotionnel de sa compagne, et de vivre la situation de façon plus détendue. Les mères qui bénéficient d'un tel accompagnement ont un accouchement plus facile. D'après diverses études, la présence d'une *doula* abaisse de 50 % le taux de césarienne, diminue de 25 % la durée du travail, de 60 % la mise en œuvre d'une péridurale, de 40 % l'utilisation d'ocytociques, et de 30 % l'utilisation de forceps.

À plus long terme, les femmes gardent un souvenir plus positif de leur accouchement, et souffrent moins souvent de dépression post-partum.

Depuis peu, il existe en France une association de *doulas*, **Association Doulas de France :**
http://www.doulas.info, et une association des **Accompagnantes à la naissance :**
Alna, http://www.alna.fr.

Les gestes médicaux

On a vu comment les multiples examens prescrits pendant la grossesse peuvent gravement perturber la femme enceinte.

C'est encore plus vrai pendant l'accouchement où les gestes médicaux s'enchaînent et se « justifient » l'un l'autre (par exemple, la perfusion d'ocytocine provoque très brutalement des contractions fortes, très rapprochées et douloureuses, qui vont pousser la femme à réclamer la péridurale, laquelle, l'empêchant bien souvent de « pousser » correctement au moment de l'expulsion, va nécessiter des forceps qui eux-mêmes supposent une grande épisiotomie, etc.).

Le déclenchement

Déclencher l'accouchement, c'est le provoquer avant qu'il ne commence spontanément. Une perfusion d'ocytocine synthétique est mise en place. Le débit est progressivement augmenté et ajusté afin de provoquer une activité utérine efficace. D'autres méthodes peuvent être utilisées, seules ou associées: décollement des membranes (fait parfois au cours de la dernière consultation prénatale, sans que la femme soit prévenue), rupture artificielle de la poche des eaux en début ou pendant le travail, utilisation de prostaglandines (notamment le misoprostol, ou Cytotec®), de ballonnet…

En 2003, près de 20 % des accouchements étaient déclenchés artificiellement à un moment choisi (chiffre de l'enquête périnatale de 2003), contre 8,5 % en 1972, 10,4 % en 1981 et 15,5 % en 1991 (la Recommandation OMS n° 16 est : pas plus de 10 % de déclenchements). Encore ne s'agissait-il que d'une moyenne, certains établissements poussant le déclenchement jusqu'à un taux de 60 % (dont 54 % dits « de convenance ») en usant de pressions diverses sur les femmes pour les convaincre de l'utilité de prendre date (« vous pourrez mieux vous organiser », « vous êtes sûre d'avoir tout le personnel présent », etc.).

Or, hormis les cas assez rares où le déclenchement répond à une réelle indication médicale (retard de croissance avec souffrance fœtale, par exemple), l'avantage de la méthode concerne surtout l'hôpital. Celui-ci peut en effet concentrer les naissances sur les jours ouvrables, durant les heures de bureau, et éviter de payer au tarif de nuit des heures supplémentaires à son personnel, voire expédier prématurément de nombreux accouchements à la veille du départ en vacances d'un médecin[30]. C'est aussi la « solution » pour éviter que les femmes accouchent dans leur voiture si elles sont trop loin de l'hôpital (parce qu'on a fermé les maternités de proximité).

Alarmé par de telles pratiques, le CNGOF (Collège National des Gynécologues et Obstétriciens Français) avait organisé fin 1995 une conférence de consensus qui avait constaté qu'en cas de déclenchement, on observe « des contractions plus intenses et douloureuses, une utilisation plus fréquente des forceps » et une augmentation « de plus de 50 % du risque de césarienne quand il s'agit d'un premier accouchement ». En conclusion, « un geste médical sans bénéfice médical prouvé » que le CNGOF trouvait « difficile de recommander ». Malgré cette non-recommandation, le taux de déclenchement, s'il n'a pas augmenté entre 1998 et 2003, n'a pas non plus baissé…

Et que penser du déclenchement si l'on se place du côté du bébé, quand on sait que c'est normalement lui qui déclenche la naissance ? Son premier droit n'est-il pas de naître quand il est prêt à naître, et non selon le bon vouloir des adultes ? Son vécu ne sera-t-il pas différent s'il a été brutalement expulsé par un déclenchement, qui de plus s'avère bien souvent avoir été fait *avant terme* ? Sans oublier que l'intensité du travail augmente alors le risque de souffrance fœtale[31].

À quel moment partir à la maternité ?

À moins qu'une raison médicale précise impose de se rendre très tôt à la maternité, mieux vaut rester à la maison le plus longtemps possible. C'est encore la meilleure façon d'échapper à tous les gestes médicaux de routine qu'on va décrire ci-après.

Faire une bonne partie du travail chez soi permet de rester libre de ses mouvements, bouger, marcher, manger[32], prendre un bain, etc. On entend souvent dire qu'il faut aller à la maternité quand on a des contractions toutes les cinq minutes. Avec une telle consigne, beaucoup de femmes y arrivent trop tôt, le travail ralentit voire s'arrête, et elles se retrouvent… avec une perfusion d'ocytocine. Si, à l'arrivée, l'examen montre que le travail ne fait que commencer, il vaut peut-être mieux retourner à la maison que se morfondre de longues heures dans un lieu où l'on se sent de toute façon moins à l'aise que chez soi.

La perfusion d'ocytocine

La perfusion d'ocytocine en effet n'est pas seulement utilisée pour déclencher l'accouchement. Dans maints endroits, elle est posée systématiquement dans le but d'accélérer le travail (car le « protocole » prévoit pour l'accouchement une durée maximale à ne pas dépasser…[33]). Quand la femme arrive, très souvent on lui « pose une perf », « au cas où l'on aurait besoin de vous donner quelque chose ». Et très souvent aussi, on ne lui dit même pas qu'on va lui injecter un produit – l'ocytocine – qui, de façon brutale, va rendre les contractions plus rapprochées, plus fortes et plus douloureuses, en greffant des contractions parasites sur les contractions utérines naturelles. Résultat : la femme ne comprend pas ce qui lui arrive, panique et demande à être soulagée immédiatement de cette douleur devenue insupportable. Et l'anesthésiste arrive en sauveur avec la péridurale…

Un autre inconvénient de la perfusion est de transformer la femme en invalide en lui enlevant sa liberté de mouvement : une perfusion dans le bras et le monitoring sur le ventre, pas facile de se promener dans les couloirs dans ces conditions…

Dernière conséquence : quand on administre de l'ocytocine synthétique, elle se fixe sur les récepteurs prévus pour l'hormone naturelle, empêchant celle-ci d'être sécrétée. Or, on connaît bien maintenant le rôle primordial de l'ocytocine dans l'attachement, les premières relations mère/enfant…

La rupture de la poche des eaux

Une autre façon d'accélérer le travail, c'est de rompre artificiellement la poche des eaux. Cela est souvent fait de façon systématique dès l'arrivée à l'hôpital, ou alors en fin de dilatation. Là aussi, les inconvénients (contractions moins supportables, risque d'infection, augmentation des risques de souffrance fœtale en raison, entre autres, d'une plus grande compression possible sur le bébé ou sur le cordon) l'emportent sur les avantages attendus, qui restent douteux : des recherches sur un grand nombre de femmes n'ont pu montrer statistiquement qu'un raccourcissement de l'ordre… d'une demi-heure sur la durée du travail, quand la rupture était faite en routine.

Le monitoring en continu

Cette surveillance électronique du rythme cardiaque fœtal grâce à des capteurs placés sur le ventre de la mère (ou carrément sur le crâne du fœtus) est bien loin d'avoir prouvé son utilité et son innocuité.

Côté utilité d'abord, le monitoring en continu ne fait pas diminuer le taux de paralysies cérébrales, ni de handicaps neurologiques à long terme. Les essais randomisés réalisés à Dublin et ailleurs dans les années 85 ont montré qu'il n'y avait pas de différence en termes de mortalité et de morbidité (sauf les convulsions) entre les populations surveillées en continu par le monitoring et celles surveillées par simple auscultation intermittente au stéthoscope.

Par contre, côté inconvénients, il est évident que le monitorage en continu entrave la liberté de la femme en l'immobilisant, et que cette immobilisation, en l'absence de péridurale, entraîne un inconfort qui augmente la douleur des contractions.

D'autre part, en inquiétant très souvent à tort sur l'état du fœtus, le monitoring a largement contribué à l'augmentation du taux de césariennes et de forceps. D'après une étude parue en 1996[34], le monitoring donnerait de fausses alarmes dans 99,8 % des cas! On imagine le nombre de césariennes inutiles décidées à la suite de ces fausses alertes…

Enfin, le monitoring, en remplaçant une relation humaine avec une *personne* qui touche, regarde, parle, écoute, par un raccordement à une *machine*, est bien emblématique de cet accouchement technologique dont se plaignent si souvent les femmes après coup.

En résumé, et pour reprendre la position officielle de la Fédération Internationale de Gynécologie et Obstétrique: « Il est admis que le monitorage continu (non nécessaire) peut interférer avec la mobilité de la patiente, entraîner une inquiétude non nécessaire, entraîner des décisions non appropriées (césariennes) et interférer avec l'expérience globale de la naissance ».

Les touchers vaginaux

Pour l'OMS, le nombre de touchers vaginaux devrait être limité au strict minimum: « Pendant le premier stade du travail, une fois toutes les quatre heures suffit d'ordinaire [...] Si le travail se passe bien, un accoucheur expérimenté pourra se contenter d'un seul examen [...] Une femme ne devrait en aucun cas être obligée de se soumettre à des touchers vaginaux répétés et fréquents effectués par plusieurs personnels soignants », car c'est la meilleure façon d'attraper une infection.

La péridurale

Il n'est pas question d'entreprendre ici le procès de la péridurale qui dans un certain nombre de cas, évite que la femme ne « perde les pédales » et ne garde de l'accouchement un souvenir cauchemardesque (on estime à environ 15 % les accouchements où le ressenti de souffrance dépasse les capacités d'endurance de la femme), mais bien de mettre en cause la péridurale systématique (une moyenne de 63 % en 2003 – chiffre de l'enquête périnatale – mais plus de 90 % dans certains services[35]) qui a permis à beaucoup de maternités de ne pas avoir à réfléchir sur leurs pratiques ni sur les conditions de la naissance en général, et a transformé les femmes en objets passifs, dépendantes d'un geste médical pour leur bien-être, et tellement déconnectées de ce qui se passe dans leur corps qu'elles peuvent faire des mots croisés ou regarder la TV pendant l'accouchement…

Au risque de paraître rétrograde, je dirai que la douleur de l'accouchement (si elle ne dépasse pas un seuil tolérable, variable d'une femme à l'autre) n'est peut-être pas le mal absolu qu'ont voulu présenter certain(e)s. Dans la vie, toute activité physique intense s'accompagne de sensations éventuellement douloureuses. Qu'on pense notamment à la plupart des sports. Il ne viendrait à l'idée de personne de recommander à un alpiniste d'insensibiliser ses jambes pour éviter les courbatures…[36] Évidemment, on peut prendre le téléphérique, s'il existe, au lieu de grimper. Mais la satisfaction d'être arrivé au sommet sera-t-elle la même dans les deux cas ?

Plus de femmes qu'on ne croit gardent de la péridurale l'impression d'avoir été « volées » de leur accouchement. N'est-ce pas parce qu'on leur a vendu le ticket pour le téléphérique sans leur dire qu'elles étaient peut-être tout à fait capables de grimper toutes seules ?

Il suffit d'écouter les femmes qui ont pu vivre pleinement leur accouchement, accoucher avec leurs propres hormones comme dit Michel Odent, les entendre dire la fierté qu'elles ont éprouvée, la force qu'elles ont découverte en elles, la façon dont cela a changé leurs perspectives et influencé leur vie entière, pour se dire qu'il est vraiment dommage que tant d'autres passent à côté de cela, simplement par manque d'information et donc de choix réel. Mais peut-être a-t-on justement peur de cette force des femmes ?

Comme le disait une femme qui après un premier accouchement « sous péridurale » plutôt mal vécu, avait choisi d'accoucher sans anesthésie pour le second : « J'ai mis au monde mon bébé et c'était formidable. Je ne dis pas que souffrir est formidable, mais le fait de comprendre, de ressentir, d'agir et de se sentir tellement forte. »

Ce qu'on ne dit pas non plus, c'est que la péridurale trouble le déroulement du travail (elle peut entraîner une diminution importante de la qualité et de la quantité des contractions ; elle peut engendrer une chute de tension, des épisodes fébriles ; elle oblige la femme à rester immobile, de préférence allongée sur le dos), qu'elle perturbe l'expulsion (en diminuant la mobilité musculaire du bassin, elle peut entraîner un mauvais engagement de la tête du bébé[37] ; diminuant les sensations au moment de la « poussée », elle entraîne plus d'extractions instrumentales par forceps ou ventouse), qu'elle a ses ratages (les femmes insensibilisées à moitié par exemple), ses effets secondaires possibles pour la mère (notamment des maux de tête pouvant être très invalidants pendant un bon moment et empêcher la mère de s'occuper de son enfant), et qu'elle semble, d'après certaines études, ne pas être sans conséquence sur l'état du bébé, sur ses capacités d'éveil et de coordination succion-déglutition-respiration, et donc sur le démarrage de l'allaitement[38].

Dans certains endroits se pratique ce qu'on appelle la « péridurale ambulatoire » : la femme n'a pas les jambes insensibilisées, elle peut déambuler en portant le cathéter de péridurale et n'est donc pas clouée au lit. Cela représente incontestablement un progrès, et diminue certains des inconvénients cités plus haut. Mais très rares sont encore les maternités à être ainsi équipées.

Douleur, cris et contractions

Dans son dernier livre (*Si l'enfantement m'était conté*, 1996), Frédérick Leboyer rappelait, comme toujours chez lui sous forme poétique, quelques vérités élémentaires. Que l'accouchement, s'il est « dramatique, intense et même violent », n'est pas nécessairement « brutal et douloureux ». Qu'au plus fort de la tempête des contractions, il y a un ordre, un *tempo*, « passant de l'*andante* à l'*allegro*, cet *allegro* qui se fait de plus en plus *furioso* pour, en terminant, culminer *maestoso* ». Que s'il y a douleur, c'est que la contraction s'est transformée en crampe, en raison souvent d'une mauvaise respiration. Que la femme « en travail » doit se laisser emporter par la vague, « saisir le rythme et se joindre à lui », « laisser respiration et contractions s'harmoniser spontanément grâce au son ».

Se donner la liberté d'émettre des sons – voire des gémissements et des cris – est en effet pour certaines femmes un moyen de mieux vivre les contractions : les sons aident le corps à produire ses propres remèdes à la douleur, les endorphines (dont la production est aussi facilitée par la pénombre, l'usage d'un minimum de paroles, le chuchotement et le contact de l'eau).

Au moment de l'expulsion, le cri, loin d'être signe de panique, peut, s'il est bien utilisé, être source d'énergie, comme dans tous les arts martiaux. Comme disait une femme : « Je poussais, et en même temps je poussais un cri. »

Bien sûr, ces sons peuvent être impressionnants pour les assistants, et l'on peut se demander si la diffusion de la péridurale n'a pas été en partie une façon pour les soignants de faire taire les femmes en couches…

Les positions pendant le travail et l'accouchement

Il n'y a pas UNE position idéale, que ce soit pendant le travail ou pendant l'accouchement lui-même. La meilleure position, c'est celle que la femme va prendre spontanément, pour peu qu'on lui en laisse la liberté, une position qu'elle n'aura souvent pas prévue à l'avance.

Ce qu'on peut dire par contre, c'est que la position couchée sur le dos, jambes relevées, pieds dans les étriers, est sûrement la plus mauvaise, la plus anti-physiologique qui soit. Rappelons qu'historiquement, elle a été peu à peu imposée par les médecins auxquels elle offrait le meilleur confort pour surveiller et intervenir (par exemple pour l'utilisation des forceps) et que l'observation d'illustrations anciennes, à travers le monde, ne montre *jamais* de femmes accouchant sur le dos à l'horizontale, mais au contraire une grande variété de postures : mi-allongée sur le côté[39], accroupie, sur une chaise, sur les genoux de l'assistante, debout accrochée à une corde, penchée en avant, à quatre pattes, etc.[40]

La position immobile sur le dos ralentit les contractions, augmente l'inconfort et la douleur, n'utilise pas la pesanteur (qui dans une position debout ou accroupie, favorise la descente et la rotation de la tête du bébé), fait reposer le poids du bébé sur la colonne vertébrale de la mère (d'où des douleurs de reins), comprime la veine cave inférieure et compromet donc les échanges respiratoires et sanguins vers l'utérus et le placenta (d'où de possibles souffrances fœtales)[41].

Pendant le travail, l'important est de garder sa liberté de mouvement, de pouvoir, selon les moments, s'asseoir, s'allonger, se relever en s'accrochant, marcher, prendre un bain, etc. Certaines maternités permettent cela (installation de baignoires, etc.), mais le meilleur endroit à ce moment-là, c'est encore chez soi.

Juste avant la naissance, Michel Odent a observé qu'une femme qui accouche dans une atmosphère d'intimité complète, a tendance à se verticaliser. Pour lui, il s'agit probablement d'une décharge d'adrénaline, d'un besoin d'être verticale, déterminé par l'équilibre hormonal.

Préserver le périnée

Médecin et professeur de yoga, Bernadette de Gasquet a beaucoup travaillé sur les positions d'accouchement (et aussi les positions pendant la grossesse et dans le post-partum) qui respectent la physiologie de la femme et notamment son périnée.

Elle insiste en particulier sur l'importance, quelle que soit la position adoptée, de garder un angle inférieur à 90° entre cuisse et colonne vertébrale, et de mettre le périnée en position de pouvoir se relâcher. Elle insiste aussi sur la respiration au moment de l'expulsion : contrairement à la PPO (psychoprophylaxie obstétricale, dite aussi « accouchement sans douleur ») qui préconise de pousser sur une inspiration (le fameux « inspirez, bloquez, poussez »), elle a montré que c'est la poussée en expiration qui respecte le périnée et évite les prolapsus (pour plus de détails, voir ses livres cités en bibliographie).

Le coaching de l'accouchement

Le « poussez ! poussez ! poussez ! », qu'on entend dans tant de films et de séries télé (et dans tant de salles de travail), devrait lui aussi disparaître, si l'on suit l'étude de chercheurs américains[42] montrant que le « coaching » de la mère pendant la deuxième phase de l'accouchement n'a pas vraiment d'avantages et a quelques inconvénients : dans le groupe de femmes encouragées par la sage-femme à pousser, le bébé n'est arrivé que treize minutes plus tôt que dans le groupe de celles à qui on avait dit de faire comme elles le sentaient ; et les mères « coachées » ont eu plus de problèmes urinaires par la suite...

L'expression abdominale

La volonté de raccourcir à tout prix la durée de l'accouchement, notamment de sa seconde phase, se traduit bien souvent par une expression abdominale, qui consiste à appliquer une forte pression sur le fond de l'utérus. Il s'agit d'une pratique courante[43], banalisée, alors qu'aucune indication médicale ne la justifie et qu'elle comporte de nombreux inconvénients[44] : stress physique et psychique sur le moment, complications possibles par la suite (douleurs persistantes après l'accouchement, ecchymoses, fractures des côtes, lésions périnéales, etc.).

L'épisiotomie

En France, l'épisiotomie (une incision du périnée, pratiquée pendant l'expulsion du nouveau-né au cours d'une contraction) est encore très fréquente, même si les chiffres ont baissé ces dernières années: 47 % en moyenne (68 % – voire 100 % dans certains endroits – pour les primipares) contre 13 % en Angleterre et… 6 % en Suède (les recommandations de l'OMS sont: pas plus de 20 %).

Or, toutes les études récentes (et même pas si récentes que cela puisque la première étude mettant en doute son utilité date de 1983) montrent que l'épisiotomie a beaucoup plus d'inconvénients que d'avantages[45].

Côté inconvénients: au moment de l'accouchement, plus de pertes de sang; à court terme, plus de douleurs dans le post-partum et donc une mère gênée pour se mouvoir, s'asseoir, allaiter dans une bonne position ; à plus long terme, un risque de lésions du sphincter anal, un risque de mauvaise cicatrisation de la blessure périnéale, une douleur pouvant persister plusieurs mois lors des rapports sexuels.

Côté avantages, aucune étude n'a pu montrer un effet bénéfique de l'épisiotomie pour ce qui est des trois indications majeures pourtant avancées pour la justifier : prévention des déchirures, des incontinences urinaires ou anales et des prolapsus. Non seulement l'épisiotomie ne prévient pas les déchirures graves du périnée, mais elle en accroît la fréquence (risque plus grand de déchirure du 3° et 4° degré, à partir de l'incision elle-même).

Ajoutons qu'une déchirure spontanée, si elle survient, est préférable à une épisiotomie : elle est moins douloureuse au moment de l'accouchement et saigne moins, elle est moins douloureuse dans les jours qui suivent la naissance et cicatrise mieux, elle est moins douloureuse à la reprise des rapports sexuels, elle entraîne moins de séquelles pour le périnée.

Pour toutes ces raisons, le Collège national des gynécologues et obstétriciens français (CNGOF) a estimé en 2005 que « le taux global national devrait se situer en dessous de 30 % des accouchements par voie basse »[46], ajoutant que ce « pourcentage pourrait dans l'avenir continuer à s'abaisser », ce qui est à souhaiter, car 30 %, c'est encore tout à fait excessif au vu de ce qui se pratique ailleurs.

Quelques pistes pour éviter l'épisiotomie de routine : choisir une bonne préparation qui permette de mieux connaître son corps et en particulier son périnée ; se renseigner sur les pratiques de l'établissement en la matière et annoncer clairement son souhait de ne pas avoir d'épisiotomie de routine ; masser ou faire masser le périnée pendant le travail ; éviter la position couchée sur le dos, jambes relevées dans les étriers, qui en limitant l'adaptabilité du bassin pendant l'expulsion, augmente le risque de déchirure ; préférer la « poussée » sur une expiration plutôt que le traditionnel « inspirez – bloquez – poussez ».

L'épisiotomie ne serait-elle pas, comme le pensent certain(e)s, un vestige de mutilation sexuelle, une façon de marquer le corps de la femme dans son intimité, de « couper » quelque chose de son sexe dans un moment où il est particulièrement en évidence et vulnérable ?

La césarienne

L'une des manifestations de l'hypermédicalisation de la naissance dans notre pays, c'est l'augmentation régulière du nombre de césariennes : 10,9 % en 1981, 15,9 % en 1995, 17,5 % en 1998, 20,2 % en 2003 (chiffres des quatre enquêtes périnatales), alors que pour l'OMS cela ne devrait pas dépasser les 15 %. Cette augmentation est due, d'une part au fait que toutes les interventions dont on a parlé précédemment, en perturbant la physiologie de l'accouchement, le rendent plus difficile ; et d'autre part au fait qu'on ne laisse pas le temps au temps : dès que les choses prennent un peu plus de temps que prévu par le protocole, on intervient, alors qu'il aurait souvent suffi d'attendre… Un certain nombre de praticiens le disent : on fait trop de césariennes inutiles[47]. Il n'est que de comparer les chiffres français avec les chiffres hollandais : 11,7 % de césariennes (en 2000), avec de meilleurs résultats en matière de mortalité infantile et maternelle.

La césarienne devrait être remise à sa vraie place, celle d'un geste médical de sauvetage de la mère et de l'enfant, bien nécessaire dans certains cas, et ne pas proliférer pour des raisons médico-légales (le médecin qui pratique une césarienne ne peut pas être accusé de ne pas avoir « tout tenté » et se « couvre » en cas de poursuites), voire idéologiques. S'il y a en effet des pays où la situation est meilleure qu'en France, il y en a d'autres où elle est bien pire. Le taux de césariennes est de plus de 40 % en Grèce, de 73 % dans les cliniques huppées de l'État le plus riche du Mexique, de plus de 80 % dans beaucoup de maternités privées brésiliennes. Un taux élevé également en Afrique du Sud, où un obstétricien a pu déclarer sans rire que la césarienne représente le meilleur moyen de faire naître un bébé sans violence, et que le vagin est un organe destiné à la sexualité et non à la naissance d'un enfant.

Souvent présentée comme un mode de naissance banal, la césarienne présente en fait des risques de complication pour la mère (risques d'ordre infectieux, hémorragique et embolique) et pour l'enfant (détresses respiratoires néonatales[48]), et est souvent vécue dans l'intimité des femmes comme un drame personnel (d'autant plus si elles s'interrogent sur sa nécessité).

L'impossibilité de communiquer la détresse qui envahit certaines à ce moment-là est un gros problème : l'enfant est là, bien portant, c'est la joie pour tout le monde, et pourtant la mère se sent seule au fond d'un gouffre. Non seulement personne n'est prêt à écouter cette détresse, mais elle-même donne le change, la cachant même à ses proches. Pour cicatriser cette blessure (qui est aussi physique : n'oublions pas que la césarienne est une opération chirurgicale, avec toutes les suites – notamment douloureuses – que cela implique), il ne faut pas hésiter à en parler, en premier lieu au père, mais aussi à d'autres femmes ayant la même expérience[49]. L'allaitement est aussi une bonne façon de prendre contact avec son enfant et de panser ses plaies.

Enfin, il faut savoir que contrairement à ce que dit le dicton « une césarienne un jour, une césarienne toujours » et à ce qui se pratique encore malheureusement en maints endroits, ce n'est pas parce qu'on a eu une césarienne que les naissances ultérieures devront se faire obligatoirement de la même façon (voir l'ouvrage d'Hélène Vadeboncoeur en bibliographie). Là aussi, il faudra s'informer pour trouver le professionnel qui acceptera d'accompagner le couple dans cette démarche d'accouchement par voie basse après une césarienne[50] (actuellement en France, on pratique une césarienne d'office après une précédente césarienne dans plus des deux tiers des cas).

L'accouchement prématuré

Si la naissance d'un bébé à terme en bonne santé est aussi médicalisée qu'on l'a dit plus haut, que dire des prématurés (7,2 % des naissances en 2003, contre 6,8 % en 1998)… Leur lot est trop souvent une vie remplie de soins sophistiqués et agressifs (et généralement efficaces), dramatiquement dépourvue de contacts humains. Or, encore plus que les autres, les prématurés ont besoin du lait de leur mère et de sa présence (et de la présence de leur père).

Le programme des « bébés kangourous », né dans un pays – la Colombie – trop pauvre pour leur assurer ces soins hypermédicalisés et coûteux, leur donne et l'un et l'autre, avec des résultats étonnants. En quoi consiste-t-il ?

Dès que son état est stable, le bébé, seulement vêtu d'une couche, est porté peau à peau contre sa mère, entre ses seins, ou habillé contre sa poitrine, sous un corsage ou un chemisier ample. Il peut regarder sa mère, répondre à sa voix, téter à volonté s'il a commencé à être allaité, ou simplement se détendre et s'endormir en paix[51].

En Colombie, les bébés ainsi portés et qui sont en bonne condition physique, peuvent quitter rapidement (parfois à moins d'un jour de vie) le milieu hospitalier infecté, et être régulièrement suivis dans des dispensaires spécialisés. La perte de chaleur (problème majeur chez les prématurés) est évitée en gardant l'enfant entièrement sous les vêtements de la mère (ou du père, ou de la grand-mère, si la mère souhaite par exemple se reposer un moment allongée). Une étude faite à l'hôpital universitaire de Valle (Cali) a même montré une adaptation de la température de la mère aux changements de température corporelle de son enfant : lorsque la température de l'enfant baissait, la température de la mère augmentait, comme pour le réchauffer ! Outre la régulation thermique, le portage kangourou a un effet favorable sur tous les paramètres physiologiques (rythmes cardiaque et respiratoire, respiration, oxygénation, consommation d'oxygène, glycémie, cycles du sommeil, etc.). Il favorise l'allaitement, abaisse la morbidité et la durée du séjour en néonatalogie, favorise le lien parents-enfant.

On ne peut que souhaiter que l'esprit « bébés kangourous » pénètre peu à peu les services de néonatalogie français, comme il l'a déjà fait dans d'autres pays européens (Grande-Bretagne, Pays-Bas, Suède, etc.). C'est ce qui peut arriver de mieux à tous les bébés prématurés, et à leurs parents.

Que serait un accouchement physiologique ?

On est tellement habitué à un accouchement encadré et dirigé par le corps médical qu'on a bien du mal à concevoir un accouchement réellement physiologique, où aucun geste ne serait fait sans véritable indication médicale, où l'accompagnant (médecin ou sage-femme) ne serait là que pour s'assurer que tout se déroule normalement.

On en a néanmoins une idée par la façon dont se déroule un accouchement à domicile. Et on en trouvera une bonne description dans l'ouvrage de Michel Odent, *Votre bébé est le plus beau des mammifères* (voir bibliographie), qui a pu observer nombre d'accouchements « non guidés » où, dans une totale intimité, la femme avait toute liberté de faire du bruit et de prendre n'importe quelle position. Dans ce cadre, même un simple toucher vaginal devient à un certain moment inutile voire nuisible: la sage-femme expérimentée peut savoir « où l'on en est » d'après le comportement de la femme, sa respiration, les bruits qu'elle fait, la position qu'elle prend.

Est-ce que c'était mieux avant ?

Quand on lutte contre l'excès de médicalisation qui règne actuellement autour de la naissance, on peut être tenté d'idéaliser *a contrario* ce qui se passait « dans l'ancien temps » ou « ailleurs ».

Il est vrai qu'avant que les médecins mettent la main sur les accouchements, les femmes accouchaient dans l'intimité de leur foyer, accompagnées de « matrones » plus ou moins expérimentées. Mais les mauvaises conditions de vie faisaient souvent que l'accouchement représentait un risque vital pour la mère et/ou l'enfant. Au XIXe siècle par exemple, de nombreuses femmes étaient rachitiques et avaient donc des bassins déformés, empêchant une naissance normale. D'où la question qu'on trouve si souvent dans les romans de l'époque : « Faut-il sauver la mère ou l'enfant ? » On comprend dans ces conditions que les femmes aient été séduites par la promesse de sécurité que leur faisait le corps médical, sans se rendre compte que dans le même temps, elles y perdaient leur autonomie et leur liberté de manœuvre.

Il ne faudrait pas non plus idéaliser la grossesse et l'accouchement dans les sociétés traditionnelles. Là aussi, on trouve des prescriptions, des interdits (notamment alimentaires), des tabous qui, sans aucune justification autre que symbolique, sont parfois dommageables pour la mère ou l'enfant. C'est ainsi que presque toutes ces sociétés interdisent de donner le colostrum, le lait sécrété les premiers jours, qui est pourtant un concentré d'anticorps précieux pour le nouveau-né. D'autres sociétés perturbaient volontairement les premières relations mère/enfant dans le but d'endurcir les enfants et d'en faire de futurs guerriers.

À nous d'inventer une naissance qui ne soit pas un retour au passé, mais qui, en s'appuyant sur toutes les connaissances récentes, remette à l'honneur la physiologie et redonne aux femmes la puissance d'enfanter qui est en elles.

Les heures et les jours qui suivent la naissance

Les perturbations de la physiologie qu'on a observées pendant la grossesse et pendant l'accouchement sont évidemment présentes également dans les moments qui suivent la naissance.

Alors que toutes les études s'accordent sur l'importance des premiers contacts, des premiers corps à corps, des premiers peau à peau, des premiers échanges de regards, de la tétée précoce…, tout est fait pour les empêcher. On s'empresse de couper le cordon ombilical[52] et d'emporter le bébé pour le soumettre à une batterie de tests, d'examens, de mesures, qui pourraient fort bien attendre. Pour mesurer sa taille, on l'étire brusquement alors qu'il resterait bien encore un moment en position fœtale. Pour le peser, on le pose tout nu sur une surface froide et rigide. On instille dans ses yeux un collyre qui risque de gêner le contact visuel mère/enfant. On l'aspire. On lui prend sa température rectale.

L'isolette

Et du coup, bien sûr, il se refroidit (un nouveau-né perd 1/10 de degré par minute dans une pièce à 20°). Au lieu de le laisser tranquillement sur le corps de sa mère sous une couverture, on l'habille et… on le met deux heures dans une isolette « pour qu'il se réchauffe ». Pendant ce temps, la mère se morfond sur la table d'accouchement, en attendant qu'on recouse son épisiotomie, et elle aussi, très souvent, a froid !

Quand on sait que le réflexe de succion d'un bébé né à terme et en bonne santé atteint habituellement un point culminant 20 à 30 minutes après l'accouchement, et que si on laisse passer ce moment propice, il peut être diminué pour les 36 heures suivantes, on mesure les conséquences de cette mise en isolette sur le démarrage de l'allaitement…

Le bain

Même si le bain « à la Leboyer » (voir *Pour une naissance sans violence*) a incontestablement représenté dans les années soixante-dix une recherche de naissance plus humaine, il ne faudrait pas en faire une obligation. Quand le bébé a trouvé le sein de sa mère, on n'a pas nécessairement envie de l'en arracher pour le mettre à l'eau…

En tout cas, nul besoin de l'« astiquer » à l'eau et au savon, que ce soit juste après la naissance ou dans les jours qui suivent. Le bain quotidien n'est pas une nécessité d'hygiène pour un nouveau-né.

Et l'idéal serait sans doute de ne pas enlever du tout le vernix, cet enduit blanchâtre qui recouvre le corps de l'enfant à la naissance et que la peau absorbera en quelques jours. Contenant des matières grasses, des albuminoïdes, des sels minéraux et des vitamines, il protège la peau du bébé des germes infectieux, la nourrit, et est aussi une protection contre le froid.

Un autre intérêt à ne pas laver tout de suite le nouveau-né, c'est de lui laisser ses repères olfactifs : l'aréole sécrétant une odeur proche de celle du liquide amniotique, si le bébé conserve cette odeur sur les doigts et les poings qu'il porte alors à sa bouche, il trouvera d'autant plus facilement le chemin du sein.

L'aspiration

Il faut s'arrêter sur l'aspiration (aspiration des voies aériennes et aspiration gastrique), un geste encore quasiment systématique dans les maternités françaises et dont bien peu de parents connaissent l'existence.

Pour la désobstruction des voies aériennes, il s'agit de débarrasser le nouveau-né des mucosités dont il se débarrasserait très bien tout seul, sauf problème particulier.

Pour l'aspiration gastrique, il s'agit d'introduire une sonde dans l'œsophage, et très souvent jusqu'à l'estomac, ce qui est une façon plutôt violente d'accueillir le nouveau-né : la première chose qu'on fait passer dans ses voies digestives, ce n'est pas le lait de sa mère, mais un tuyau en caoutchouc! Belle façon de l'introduire au monde de l'oralité… L'aspiration gastrique provoque indiscutablement un stress chez le nouveau-né, comme le démontrent ses expressions faciales et l'augmentation de sa pression sanguine. Elle peut induire des lésions œsophagiennes.

De plus, elle perturbe les réflexes qui amèneront le bébé à prendre le sein. C'est pourquoi toutes les recommandations récentes en matière d'allaitement déconseillent l'aspiration systématique[53] ou la retardent après la première tétée.

Elle pourrait même avoir des conséquences à beaucoup plus long terme: une étude suédoise[54] a montré qu'avoir subi une aspiration gastrique à la naissance multipliait par trois le risque de souffrir de troubles digestifs fonctionnels à l'âge adulte.

Plaidoyer pour la non-séparation

Quelle que soit leur approche, qu'il s'agisse de l'approche éthologique de ceux qui observent le comportement des animaux (voir les travaux de Lorenz sur l'« empreinte » chez les oiseaux), ou de l'étude des effets des différentes hormones sur le comportement (rôle probable des endorphines, de l'ocytocine, de la prolactine et des catécholamines), tous les scientifiques attachent une grande importance à la notion de période critique, de période sensible, de courte période qui ne se reproduira jamais. Cette période sensible, cruciale pour le processus d'attachement entre mère et bébé, est habituellement toute proche de la naissance. Pendant environ deux heures, on observe une phase d'« hyperéveil » où le bébé est au mieux de sa forme pour chercher le sein (le fameux « réflexe de fouissement »), le trouver, trouver sa mère et la séduire.

On pense maintenant qu'à la naissance, il y a « une programmation absolument spécifique mère/enfant » (Pr Lébovici) : programme actif de recherche de la mère de la part du bébé ; programme de réponse seulement chez la mère. D'où l'importance de favoriser et de respecter les premiers contacts mère/enfant, pour que la demande puisse susciter la réponse...

Bien sûr, il ne faut pas croire que si pour une raison ou une autre, la mère et l'enfant ont été séparés pendant cette période sensible, l'attachement ne se fera pas : nous autres humains avons d'autres ressources à notre disposition que les réactions hormonales ; nous avons la capacité, par un acte d'apprentissage volontaire, de récupérer un mauvais début. Mais pourquoi perturber ces processus physiologiques quand il n'y a pas de risque vital en jeu ?

D'autant qu'il y a encore d'autres intérêts à ce contact précoce mère/bébé. On sait en effet qu'à la naissance, le nouveau-né n'est pas porteur de microbes, mais que quelques heures après, il a déjà des milliards de germes par millimètre cube de fèces. Or lorsqu'une muqueuse ou n'importe quelle surface est stérile, il se produit une espèce de course entre les différentes souches de microbes (les bactériologistes parlent de « *race for the surface* »), et ceux qui gagnent la course ont une plus grande chance de devenir les maîtres du territoire. Or, pendant la grossesse, les Igg (anticorps de faible poids moléculaire) atteignent le fœtus par l'intermédiaire du placenta, ce qui fait qu'à la naissance, le nouveau-né est adapté aux microbes satellites de la mère et non pas aux microbes apportés par des étrangers dans des endroits non familiers. Il est donc important, surtout dans un hôpital, qu'il soit « contaminé » le plus vite possible par les microbes transmis par la mère, et soit donc en contact avec elle.

Le corps à corps précoce entre la mère et le bébé, plus l'absorption sans restriction du colostrum (le premier lait), sont nécessaires pour que la flore intestinale soit dominée par les « bons » microbes, les *bifidobacteria.*

Dans les jours qui suivent, les occasions de perturber l'établissement des relations mère/enfant vont se multiplier. Tout sera fait pour séparer le corps du bébé de celui de sa mère : mise en berceau, proposition, souvent insistante, de garder le bébé la nuit en nursery[55], culpabilisation de la mère si on la trouve en train de se promener dans les couloirs avec le bébé dans les bras (et si elle allait le laisser tomber !) ou pire, dans sa chambre avec le bébé dans son lit (de toute façon, les lits d'hôpital, hauts et étroits, n'y incitent guère).

Or, toutes les études le montrent, c'est le contact étroit entre la mère et son enfant qui va leur permettre d'apprendre à se connaître, de « s'ajuster » en quelque sorte, qui va faire en sorte que la mère devienne compétente pour s'occuper de son bébé. Cette « connaissance » peut atteindre des degrés étonnants. Par exemple, on a observé que des mères qui, 24 heures après la naissance, avaient passé plus d'une heure avec leur bébé et à qui on bandait les yeux et supprimait le recours à l'ouïe et à l'odorat, arrivaient à différencier leur enfant de deux autres enfants en touchant le dos de la main des bébés[56] !

Un bon démarrage de l'allaitement suppose lui aussi qu'on interfère le moins possible entre la mère et son bébé, et qu'on les laisse ensemble (cohabitation – *rooming-in* – au lieu de la mise du bébé en pouponnière, notamment la nuit). Et, là aussi, les futurs parents ont tout intérêt à se renseigner avant la naissance sur ce qui se pratique en la matière dans la maternité. Une bonne façon de le faire est de voir dans quelle mesure celle-ci respecte les « dix conditions pour le succès de l'allaitement maternel » édictées par l'OMS et l'Unicef en 1989, conditions pour obtenir le label « hôpital ami des bébés » (à ce jour, seules cinq maternités françaises ont obtenu ce label)[57].

Certains ont pu décrire l'interaction d'une mère avec son bébé comme une « danse » savamment chorégraphiée. Pour que cette danse advienne, encore faut-il qu'on n'ait pas tout écrasé avec les gros sabots des interventions médicales. Dans certains cas bien précis, celles-ci sont nécessaires et utiles. Mais dans beaucoup d'autres, elles font plus de mal que de bien. Aux futurs parents de bien s'informer au préalable pour pouvoir faire des choix éclairés et n'avoir pas de regrets après coup.

Comment se tissent les premiers liens ?

Depuis des décennies, les spécialistes s'empoignent sur le fait de savoir si oui ou non, l'instinct maternel existe. Ne nous engageons pas dans ce débat, décrivons simplement ce qui se passe à la naissance entre une mère et son bébé.

Il s'agit d'un rendez-vous amoureux (qui n'est pas toujours un coup de foudre, et la mère peut alors être déçue de ne pas éprouver tout de suite d'élan pour son bébé), qui sollicite tous les sens et nécessite un minimum d'intimité.

Le toucher : les mères débutent souvent les premiers contacts avec leur enfant par une exploration du bout des doigts, des bras et jambes, puis elles passent à un massage léger, avec les paumes de la main, de la tête et du corps entier.

La vue : les parents cherchent à capter le regard de leur enfant, qui lui-même est attiré par le visage et les yeux de ses parents.

L'audition : les nouveau-nés se tournent vers la source du bruit, avec une préférence pour les voix humaines, surtout celle de leur mère.

L'odorat : l'odeur (et la chaleur) du mamelon guide le nouveau-né vers le sein ; quant à la mère, elle est capable de reconnaître son bébé à l'odeur dès le premier jour après la naissance.

On voit par là l'importance de ne pas s'immiscer inutilement entre la mère et son enfant pendant cette « période critique ». Pas toujours évident en milieu hospitalier !

Les suites de couches

Je voudrais, pour terminer, dire un mot très rapide des suites de couches côté femme.
Si l'on en croit Bernadette de Gasquet en effet, ce n'est pas seulement le nouveau-né qui n'est pas bien traité pendant les jours qui suivent l'accouchement, c'est aussi sa mère.

Dans les sociétés traditionnelles, le corps de la nouvelle mère fait l'objet de soins très précis, très codifiés ; son alimentation est spécifique, et elle doit rester au repos.

Chez nous, au contraire, elle est debout très vite, à porter des charges, alors que les abdominaux, écartés par la grossesse, ne peuvent soutenir les organes à leur place. D'où des incontinences, des descentes d'organes, des douleurs périnéales, des pesanteurs pelviennes… Qui pourraient être évitées, notamment par un travail de maintien, de « refermement » du bassin[58].

Quant à la nourriture, pas la peine d'épiloguer longuement sur ce qu'on vous sert à l'hôpital…

Conclusion

La grossesse, l'accouchement, les suites de couches, en un mot la naissance d'un petit d'homme, ce devrait être avant tout l'affaire de sa mère – et de son père. Trop souvent, chez nous, cela semble être uniquement l'affaire des spécialistes, à commencer par les obstétriciens.

Les spécialistes, qui ne devraient être là que pour intervenir en cas de besoin, ont mis la main sur toutes les naissances, du début à la fin, infantilisant les parents (« faites-nous confiance, ma petite dame, on s'occupe de tout »), les dépossédant de leur savoir (« c'est nous qui savons ce qui vous arrive »), les culpabilisant en leur faisant peur (« si vous ne faites pas ce qu'on vous dit, vous mettez la vie de votre bébé en jeu »).

Or, comme le dit Bernard Martino dans *Le bébé est un combat*, « le bébé, c'est prioritairement l'affaire de ceux qui s'en occupent dans la durée (les parents dans la plupart des cas) et non de ceux qui interviennent ponctuellement (…)

Une intervention qui crée ou qui entretient, chez celui qui s'occupe du bébé dans la durée, un sentiment d'inaptitude et d'incompétence, au point qu'il puisse se sentir jugé et disqualifié, est non seulement ratée mais condamnable ».

Nous espérons, avec ce petit livre, avoir donné aux futurs parents quelques outils pour faire des choix éclairés, discuter avec les professionnels de santé, trouver ceux qui ne les considéreront pas comme incompétents mais sauront respecter ces choix, et faire de la naissance de leur enfant un événement pleinement humain.

Ressources

Des textes à connaître

À vouloir une naissance moins médicalisée, moins « assistée » et encadrée, on se fait vite taxer d'hurluberlus, de rêveurs, voire de dangereux irresponsables.

Il est donc particulièrement intéressant de savoir que des organisations aussi respectables que le Parlement européen ou l'Organisation mondiale de la santé, de même que l'HAS (Haute Autorité de santé) française, se sont penchées sur le sujet et ont tiré des conclusions qu'on peut reprendre à son compte.

Parmi ces textes « officiels », citons par exemple la résolution du Parlement européen du 8 juillet 1988 qui demande l'élaboration d'une Charte des droits de la parturiente garantissant entre autres « le libre choix de l'hôpital et des modalités (position) de l'accouchement, l'assistance appropriée lorsque la femme opte pour l'accouchement à domicile, [...] l'accouchement naturel, sans que l'accouchement soit accéléré ou retardé, [...] le droit pour la parturiente de décider conjointement avec le médecin, après avoir reçu une information détaillée à ce sujet, des thérapies et des traitements » (*JOCE* C 235 du 12 septembre 1988, page 183 et suivantes).

De l'OMS (Organisation mondiale de la santé), citons le guide pratique *Les Soins liés à un accouchement normal* (1997), qui classe les pratiques liées à la naissance en quatre catégories : les pratiques d'une utilité avérée et devant être encouragées (par exemple le respect du droit de la femme à l'intimité sur le lieu de l'accouchement) ; les pratiques à l'évidence nuisibles ou inefficaces et devant être éliminées (par exemple l'utilisation systématique de la position dorsale pendant le travail) ; les pratiques sur lesquelles on ne dispose pas de preuves suffisantes pour les recommander franchement et devant être utilisées avec précaution pendant que les recherches se poursuivent (par exemple la pression sur le fond utérin pendant le travail) ; et enfin les pratiques fréquemment utilisées de façon inappropriée (par exemple les touchers vaginaux répétés ou fréquents). On peut le télécharger à cette adresse :

- http://www.who.int/reproductive-health/publications/French_MSM_96_24/index.html

L'ANAES, et maintenant l'HAS, publient des recommandations et guides de bonnes pratiques souvent fort intéressants sur la préparation à la naissance, l'information des femmes enceintes (où on lit par exemple: « bien informer, c'est [...] informer clairement la femme de son droit d'accepter ou de refuser un examen de dépistage (qu'il soit obligatoire, ou non obligatoire mais proposé systématiquement), après lui avoir expliqué, avant sa réalisation, l'utilité, les bénéfices escomptés et les éventuels inconvénients et conséquences de cet examen »), le repérage des grossesses à risque, l'allaitement, etc. À lire sur le site de l'HAS

➾ www.has-sante.fr

Des adresses

À noter que lorsque l'association a un site Web, j'ai choisi de n'indiquer que cette adresse, car elle change moins que les adresses postales, les numéros de téléphone ou les adresses électroniques, toutes choses que l'on trouve généralement – mises à jour – sur le site.

Nous ne citerons pas ici toutes les associations locales. La plupart sont répertoriées sur le portail Naissance :

➾ http://naissance.ws/contacts.htm

Et beaucoup se retrouvent au sein du **CIANE, Collectif Inter-Associatif autour de la NaissancE,** créé en 2003 à l'occasion des États-Généraux de la Naissance :

➼ http://ciane.info

Citons néanmoins l'**AFAR** (Alliance Francophone pour l'Accouchement Respecté), qui organise depuis 2004 la SMAR (Semaine Mondiale de l'Accouchement Respecté) avec un thème différent chaque année, et dont le site :

➼ http://afar.info

est une mine d'informations et de références bibliographiques.

Citons aussi le site **Périnatalité** (dont une partie est en accès payant), également très riche :

➼ http://perinatalite.chez-alice.fr

Une nouvelle association, **Césarine**, permet échanges, informations et soutien autour de la naissance par césarienne (groupes de parole, site, revue *Voix hautes, voix basses*, feuillets) :

➼ http://www.cesarine.org

Autre nouvelle association : **Maman-Blues**, association parentale de soutien et d'écoute dans le cadre de la « difficulté maternelle »

➼ 47, rue Balard – F-75015 Paris
http://www.maman-blues.org

Un collectif « **Naître chez soi** » est né en 2006, afin de « promouvoir la possibilité du domicile comme choix légitime et sécurisé de lieu d'accouchement ». Liste de discussion :

➾ http://fr.groups.yahoo.com/group/naitre_chez_soi

Pour les prématurés :
l'**Association Mères Kangourous**

➾ 32, rue Raoul – F- 93140 Bondy
Tél. : + 33 (0)1 48 48 04 50
Mail : prev@club-internet.fr

Plusieurs associations de sages-femmes luttent pour une naissance où le rôle irremplaçable de la sage-femme serait reconnu et valorisé. Citons :

Association nationale des sages-femmes libérales

➾ Tél. : +33 (0)4 75 88 90 80
http://www.ansl.org

Maternité et communication

➾ 13, boulevard Pereire – F-75017 Paris
Tél. : +33 (0)1 40 53 02 65

Femmes/Sages-femmes

➾ BP n° 1 – F-47200 Marmande
http://www.femmes-sagesfemmes.org

Vous retrouverez les sites de ces associations, ainsi que les coordonnées d'autres associations, des sites de particuliers, des forums de discussion, des listes de diffusion, des pages sur tel ou tel sujet, etc. sur le portail Web autour de la naissance :

- http://naissance.ws

EN BELGIQUE

Alter-NativeS

- http://www.alternatives.be

Carrefour Naissance

- http://users.swing.be/carrefour.naissance

La Maison de la naissance

- http://www.maisondelanaissance.be

Union professionnelle des accoucheuses belges

- http://www.sage-femme.be

EN SUISSE

Fédération suisse des sages-femmes

- http://www.sage-femme.ch

IGGH-CH (maisons de naissance en Suisse)

- http://www.geburtshaus.ch/iggh/francais/start-total.htm

Arcade sages-femmes (sages-femmes à domicile)

- http://www.arcade-sages-femmes.ch

AU QUÉBEC

Groupe MAMAN (Mouvement pour l'Autonomie dans la Maternité et pour l'Accouchement Naturel)

- http://www.groupemaman.org

Accoucher librement

- http://www.accoucherlibrement.netfirms.com

Regroupement Naissance-Renaissance

➼ http://www.naissance-renaissance.qc.ca

Alternative Naissance

➼ http://www.alternative-naissance.ca

Ressources Naissances

➼ http://www.ressources-naissances.com

Accompagnantes à la naissance

➼ http://www.oricom.ca/accompagnantes
http://www.naissance.ca

Regroupement Les Sages-Femmes du Québec

➼ http://www.rsfq.org

Centres de ressources périnatales

➼ http://www.reseaudescrp.org

Des ouvrages

Madeleine Akrich et Bernike Pasveer,
Comment la naissance vient aux femmes – Les techniques de l'accouchement en France et aux Pays-Bas, Les empêcheurs de penser en rond, 1996.

Bébé est là, vive maman : les suites de couches, ouvrage collectif, éditions Robert Jauze, 2005.

Chantal Birman,
Au monde. Ce qu'accoucher veut dire. Une sage-femme raconte…, La Martinière, 2003.

Isabelle Brabant,
Vivre sa grossesse et son accouchement: Une naissance heureuse, Chronique sociale, 2003.

Les Cahiers du nouveau-né, édités par le GRENN.
Bien que pas récents, ils restent une référence sur le sujet (notamment le n° 1-2, *Naître… et ensuite* et le n° 4, *Corps de mère, corps d'enfant*).

Nathalie Charpak,
Bébés kangourous : materner autrement, Odile Jacob, 2005.

Les Dossiers de l'obstétrique,
une revue mensuelle toujours passionnante sur ces sujets.
➻ ELPEA : 62, rue du Faubourg Poissonnière
F-75010 Paris
Tél. : +33 (0)1 42 46 69 96

Sophie Gamelin-Lavois,
Accoucher en sécurité. Plaidoyer pour choisir une naissance plus naturelle, Vivez soleil, 2005.
Préparer son accouchement. Faire un projet de naissance, Éditions Jouvence, 2006.

Bernadette de Gasquet,
Bien-être et maternité, Implexe Édition, 6e édition, 2000.

Martine Herzog-Evans et Sophie Gamelin-Lavois,
Les droits des mères (en deux volumes), L'Harmattan, 2003.

J. Lavillonnière et E. Clemenz,
Naître tout simplement, L'Harmattan, 2001.

Frédérick Leboyer,
Pour une naissance sans violence, Le Seuil, 1974.
Le sacre de la naissance, Phébus, 1982.
Si l'enfantement m'était conté, Le Seuil, 1996.

Bernard Martino,
Le bébé est une personne, TF1/Balland, 1985.
Le bébé est un combat, TF1 éditions, 1995.
Edmonde F. Morin,
Petit manuel de guérilla à l'usage des femmes enceintes, Seuil, 1985.
Michel Odent,
Votre bébé est le plus beau des mammifères, Albin Michel, 1990.
L'amour scientifié, Éditions Jouvence, 2001.
Le fermier et l'accoucheur, Médicis, 2004.
Césariennes : questions, effets, enjeux, Le Souffle d'Or, 2005.
Blandine Poitel,
Les 10 plus gros mensonges sur l'accouchement, Dangles, 2006.
Les nouveaux rites autour de l'accouchement, L'Instant présent, 2007.
Myriam Szejer et Francine Caumel-Dauphin,
Les femmes et les bébés d'abord, Albin Michel, 2001.
Hélène Vadeboncoeur,
Une autre césarienne, non merci!, Éd. Québec-Amérique, 1989. Une seconde édition révisée devrait sortir en 2007.
http://www.mereetmonde.com/vadeboncoeur.html

Notes

1. D'après la sociologue allemande Eva Schindele, le nombre d'examens médicaux préventifs que subit la femme enceinte a augmenté de 500 % au cours des vingt dernières années!
2. Pour illustrer la différence entre les deux logiques, on peut aller voir le rapport du Conseil canadien d'évaluation des projets pilotes sages-femmes datant de mars 1998, qui montre un taux de déclenchement de 5,5 % dans le « groupe sage-femme » contre 23,6 % dans le « groupe médecin », 10,6 % d'administration d'ocytocine contre 42,4 %, 21,8 % de monitoring fœtal contre 89,8 %, 11,3 % de péridurales contre 49,1 %, 6,9 % d'épisiotomies contre 36,5 %. Et ce en dépit du fait que dans les études de sage-femme, tout au moins en France, seul un dixième des cours est consacré à l'accouchement physiologique…
3. Voir notamment tous les travaux rassemblées par Michel Odent dans son bulletin *Primal Health*

Research, et dans sa base de données présente sur le site :

➾ www.birthworks.org/primalhealth.
http://www.wombecology.com/(en anglais).

4. Voir *Parents et sage-femme : l'accompagnement global*, de Paloma Chaumette (éditions Yves Michel, 2005). Pour trouver les coordonnées de sages-femmes pratiquant l'accompagnement global, on peut aller sur le portail naissance, ainsi que, pour la France, sur le répertoire régulièrement mis à jour :
http://perinatalite.chez-alice.fr/repertoire.htm
5. Selon l'article L 4151-1 du Code de la santé publique.
6. *Primal Health Research*, Spring 2000, vol. 7, n° 4. *Primal Health Research*, Winter 2002, vol. 10, n° 3. Et aussi le chapitre « L'effet *nocebo* des consultations prénatales », dans son ouvrage sur les césariennes (voir bibliographie).
7. Steer P, Alam MA, Wadsworth J, Welch A., Relation between maternal haemoglobin concentration and birth weight in different ethnic groups, *BMJ* 1995 ; 310 : 489-91.
8. Voir par exemple : Kilpatrick S, Unlike pre-eclampsia, gestational hypertension is not associated with increased neonatal and maternal morbidity except abruptio, *SPO abstracts, Am J Obstet Gynecol* 1995 ; 419 : 376. Et : Curtis S et al, Pregancy effects of non-proteinuric gestational hypertension, *SPO abstracts, Am J Obstet Gynecol* 1995 ; 418 : 376.
9. Symonds EM., Aetiology of pre-eclampsia : a review, *J R Soc Med* 1980 ; 73 : 871-75.

10. Jarrett RJ, Gestational diabetes : a non-entity ?, *BMJ* 1993 ; 306 : 37-38. Et : Jarrett RJ, Should we screen gestational diabetes ?, *BMJ* 1997 ; 315 : 736-39.
11. Wen SW, Liu S, Kramer MS et al, Impact of prenatal glucose screening on the diagnosis of gestational diabetes and on pregnancy outcomes, *Am J Epidemiol* 2000 ; 152 (11) : 1009-14.
12. Certains préconisent comme traitement des injections d'insuline, mais selon une étude polonaise, le risque de développer un diabète dans les six ans après l'accouchement est augmenté par ces injections… (Konarzewka J, Risk of diabetes mellitus after pregnancy complicated by gestational diabetes mellitus, *Ginekol Pol* 2004 ; 75 (10) : 754-9).
13. Bucher HC, Schmidt JG, Does routine ultrasound scanning improve outcome in pregnancy ? Meta-analysis of various outcome measures, *BMJ* 1993 ; 307 : 13-17.
14. Newnham JP et al, Effects of frequent ultrasound during pregnancy : a randomised controlled trial, *Lancet* 1993, Oct 9 ; 342 (8876) : 887-91.
15. Kieler H et al, Sinistrality, a side-effect of prenatal sonography : A comparative study of young men, *Epidemiology* 2001 ; 12 (6) : 618-23.
16. Rakic P, Prenatal exposure to ultrasound waves impacts neuronal migration in mice, *Proceedings of the National Academy of Sciences*, 2006.
17. D'autant qu'aux échographies médicales s'ajoutent maintenant les échographies commerciales qui, afin d'offrir un beau « souvenir » à la famille, exposent

aux ultrasons en continu et de façon prolongée certaines parties du corps du fœtus comme la face ou les organes génitaux.

18. Saari-Kemppainen A et al, Ultrasound screening and perinatal mortality, *Lancet* 1990 ; 336 : 387-91.

19. L'équipe de Patrizia Paterlini-Bréchot (Unité Inserm 370) a ainsi réussi à isoler les cellules fœtales qui circulent en très faible quantité dans le sang de la mère et à montrer qu'elles contiennent bien le génome fœtal. Pour ces chercheurs, une simple prise de sang chez la mère devrait donc permettre de réaliser tous les tests génétiques actuellement effectués après amniocentèse ou biopsie.

20. Quoique, en certains endroits (notamment sur Paris), on n'a pas tant de temps que cela pour se décider, l'offre y étant inférieure à la demande…

21. Le temps, c'est important : au Burnaby General Hospital (Colombie britannique, Canada), après qu'on eût supprimé toutes les horloges dans les salles de naissance, le taux de césariennes a immédiatement chuté de 18 à 13 % (*Maternal Health News,* 14, n° 2).

22. La Coalition pour l'amélioration des services entourant la maternité a lancé une Initiative Amis des femmes qui enfantent (Mother-Baby-Friendly Childbirth Initiative) qui pourrait à l'avenir décerner un label aux maternités respectueuses de l'accouchement physiologique,voir le site :
➼ www.motherfriendly.org

et l'article d'Hélène Vadeboncoeur dans les *Dossiers de l'obstétrique* de janvier 2005. Nul doute qu'un tel label aiderait les futurs parents à choisir leur lieu d'accouchement. La déclinaison francophone du label est en cours d'étude au **CIANE**

http://www.ciane.info/categorie-482994.html

23. C'est ce qu'on appelle maintenant le « projet de naissance ». Voir le site :

    http://www.projetdenaissance.com/

    et celui de l'**AFAR** :

    http://afar.info/projet-naissance.htm

    Le nouveau carnet de maternité le définit ainsi : « C'est l'énoncé des souhaits sur le déroulement de la naissance de leur enfant ; il inclut l'organisation des soins, le suivi médical, la préparation à la naissance et à la parentalité, les modalités d'accouchement, les possibilités de suivi pendant la période post-natale, y compris les conditions d'un retour précoce au domicile, le recours en cas de difficultés. Il peut être formalisé par un document écrit rédigé par les parents. »
24. House of Commons, *Health Committee Second Report. Maternity Services*, session 1991-1992, vol. 1, paragr. 312.
25. On trouve de magnifiques témoignages d'accouchements en maison de naissance dans l'ouvrage québécois publié sous la direction de Lysane Grégoire et Stéphanie St-Amant : *Au cœur de la naissance, témoignages et réflexions sur l'accouchement*, Éditions du Remue Ménage, 2004.

26. http://www.sante.gouv.fr/htm/actu/perinatalite04/planperinat.pdf
27. Même si beaucoup pensent que ces structures « attenantes à un plateau technique » seront plus des « pôles physiologiques » au sein d'un hôpital que de « vraies » maisons de naissance indépendantes.
28. Johnson KC, Daviss BA, Outcomes of planned home births with certified professional midwives: large prospective study in North America, *BMJ* 2005; 330: 1416. Voir aussi la compilation sur le site de l'AFAR:
http://afar.info//compilations/aad-mdn-compil.pdf
29. Marjorie Tew, *Safer chilbirth? A critical history of maternity care,* Ed. Chapman and Hall, London and New York, 1995.
30. Une étude démographique sur le mini « babyboom » de l'an 2000 (*Population & Sociétés*, n° 361, octobre 2000) est à cet égard très parlante: sur un graphique indiquant le nombre de naissances selon le jour pendant trois mois (décembre 1999 à février 2000), on voit qu'il est à peu près le même les lundis, mardis, mercredis, jeudis et vendredis, mais qu'il chute spectaculairement les samedis et dimanches! On peut douter que les bébés se retiennent volontairement de naître pendant le week-end… Comme le disait le Pr Malinas, gynécologue-obstétricien, dès 1994, « l'obstétrique traditionnelle consiste à surveiller un phénomène physiologique en se tenant prêt à intervenir à tous les instants. L'obstétrique moderne consiste à perturber le dit phénomène de

telle sorte que l'intervention devienne indispensable à l'heure exacte où le personnel est disponible. »

31. Un très bon dossier sur le déclenchement fait par Blandine Poitel, *Programmation de l'accouchement. Les sirènes de la toute-puissance*, à cette adresse: http://naissance.ws/docs/programmationBP.pdf
32. Il faut absolument remettre en cause le jeûne très souvent imposé aux femmes, qui les prive de l'énergie nécessaire pendant le travail, et peut entraîner déshydratation, cétose par manque de glucides, carence en protéines…
(voir *Les Dossiers de l'obstétrique* 2002 ; 310 : 7-17).
33. Vouloir à tout prix raccourcir le temps de l'accouchement n'est peut-être pas si bon que cela pour l'enfant : une étude a constaté que le sang du cordon contenait beaucoup plus de polynucléaires, de cellules CD34+ et de précurseurs des cellules hématopoïétiques (ce qui diminue sans doute le risque d'anémie et augmente les capacités immunitaires du bébé) lorsque le premier stade de l'accouchement avait été long (Lim FT et al, Association of stress during delivery with increased numbers of nucleated cells and hematopoietic progenitor cells in umbilical cord blood, *Am J Obstet Gynecol* 2000 ; 183 (5) : 1144-52).
34. Nelson KB et al, Uncertain value of electronic fetal monitoring in predicting cerebral palsy, *NEJM* 1996 ; 334: 613-19.
35. Des chiffres qui font de la France le pays qui, au monde, fait le plus appel à la péridurale en obstétrique

(entre le tiers et la moitié des naissances en Amérique du Nord et en Grande-Bretagne, 5 % au Danemark).

36. Au sujet de la douleur, j'aimerais citer le sociologue David Le Breton : « Il y a pour moi une différence essentielle entre la douleur et la souffrance. A partir du moment où l'on choisit délibérément l'épreuve qu'on s'inflige, on n'est plus dans la souffrance. On reste dans la douleur, mais on la regarde en quelque sorte dans les yeux [...] La souffrance apparaît quand on perd son rapport à la douleur, c'est-à-dire quand elle est infligée par un autre, comme dans la torture » (*Télérama*, 24/04/2002).

37. Selon une étude de 2005, la péridurale pourrait même augmenter le risque que le fœtus se présente en position occipitale postérieure pendant l'accouchement, ce qui pourrait expliquer l'augmentation de la fréquence d'extractions instrumentales et de césariennes que l'on constate avec ce type d'anesthésie (Lieberman E et al, Changes in fetal position during labor and their association with epidural analgesia, *Obstetrics & Gynaecology* 2005 ; 105 : 974-82).

38. Une récente étude portant sur plus de 1200 femmes australiennes a montré que celles qui avaient accouché sous péridurale avaient plus de difficultés d'allaitement dans les tout premiers jours suivant la naissance, et deux fois plus de risques d'arrêter l'allaitement au cours des six premiers mois (Torvaldsen S, Intrapartum epidural analgesia and breastfeeding: a prospective cohort study, *International Breastfeeding Journal* 2006, 1 : 24

➾ http://www.internationalbreastfeedingjournal.com/content/1/1/24.

39. La position en décubitus latéral est maintenant proposée dans un certain nombre de maternités françaises.

40. À l'occasion de la SMAR (Semaine Mondiale de l'Accouchement Respecté) 2005, l'**AFAR** a diffusé des versions françaises et espagnoles des posters sur les positions d'accouchement créés par le National Childbirth Trust au Royaume-Uni. On les trouve à l'adresse suivante :

➾ http://afar.info/posters/positions

41. Une étude italienne a par exemple montré que les femmes assises accouchent plus rapidement, ont moins de lésions du périnée et moins d'épisiotomies (Golay J, The squatting position for the second stage of labor : effects on labor and on maternal and fetal well-being, *Birth* 1993 ; 20 (2) : 73-8).

Et une étude suédoise toute récente (Ragnar I, Comparison of the maternal experience and duration of labour in two upright delivery positions – a randomised controlled trial, *An International Journal of Obstetrics & Gynaecology* 2006 ; 113 : 165) semble indiquer que la position agenouillée est encore préférable à la position assise pour ce qui est du ressenti de la douleur par les femmes, sans doute parce qu'elle offre une plus grande flexibilité lorsqu'il s'agit de bouger le bas du dos, et permet donc de détourner une partie de la pression sur les lombaires.

42. Bloom SL et al, A randomized trial of coached versus uncoached maternal pushing during the second stage of labor, *American Journal of Obstetrics and Gynecology* 2006 ; 194 (1) : 10-13.
43. 42 % des accouchements verraient ce geste employé.
44. La Haute Autorité de Santé a publié en 2007 des recommandations sur le sujet qui préconisent l'abandon de cette pratique.
   ➾ http://www.has-sante.fr/portail/display.jsp?id=c_513170
45. Voir toutes les études citées dans les « Textes de travail pour l'établissement des Recommandations pour la pratique clinique (RPC) sur l'épisiotomie », consultables sur le site www.episiotomie.info/. Ainsi que la compilation de l'**AFAR** :
   ➾ http://naissance.ws//docs/episio-compil.pdf
   Une méta-analyse a passé en revue toutes les études publiées sur le sujet entre 1950 et 2004 : Hartmann K et al, Outcomes of routine episiotomy – A systematic review, *JAMA* 2005 ; 293 : 2141-48.
46. Voir les RPC sur le site du CNGOF,
   ➾ http://www.cngof.asso.fr/D_TELE/rpc_episio2005.pdf
47. Voir les interrogations aux 34e Journées de gynécologie, obstétrique et fertilité, Paris, 10 novembre 2006.
48. Les conséquences pourraient même être à long terme : dans une étude faite sur 8000 enfants parue dans le *Journal of asthma* en 2000 (Obstetric Complications and Asthma in Childhood ; 37 (7) :

589-94), le risque d'asthme à l'âge de sept ans était augmenté de 38 % en cas de naissance par césarienne (de 32 % en cas de ventouse, et de 114 % en cas de forceps).

49. L'association Césarine a justement été créée dans ce but (voir la partie « Adresses » en fin d'ouvrage).

50. Où le risque de complications est pourtant infime: un accouchement sur 2000 (Landon MB, Birth after C-section safer than believed, National Meeting of the Society of Maternal Fetal Medicine, Columbus, 5 février 2004).

51. Pour plus de détails, voir l'ouvrage de Nathalie Charpak, *Bébés kangourous*, et le guide pratique de l'OMS, *La méthode « mère kangourou »*, téléchargeable à cette adresse:
   ➺ http://www.who.int/reproductive-health/publications/fr/kmc/index.html

52. Au risque de compromettre les réserves en fer du bébé. Une étude toute récente (Chaparro CM et al, Effect of timing of umbilical cord clamping on iron status in Mexican infants: a randomised controlled trial, *Lancet* 2006; 367 (9527) : 1997-2004) a montré que retarder de deux petites minutes le moment de clamper le cordon augmente significativement les réserves de fer à 6 mois; l'augmentation peut aller de 27 à 47 mg, ce qui représente les besoins d'un enfant pendant un ou deux mois!

53. Le document de l'HAS, *Favoriser l'allaitement maternel. Processus. Évaluation* (juin 2006) dit par exemple qu'« en l'absence de détresse vitale, [il faut]

éviter l'utilisation de sonde d'aspiration des voies aériennes ».

54. Anand KJS et al, Gastric suction at birth associated with long-term risk for functional intestinal disorders in later life, *J Pediatr* 2004 ; 144 : 449-54.

55. Et si l'on vous dit que c'est « parce que vous avez besoin de vous reposer », sachez que plusieurs études ont montré que les mères dont le bébé est à la nursery la nuit ne dorment ni mieux ni plus longtemps que celles qui l'ont à leur côté (voir par exemple : Keefe MR, The impact of infant rooming-in on maternal sleep at night, *J Obstet Gynecol Neonatal Nurs* 1988 ; 17 (2) : 122-6).

56. Kaitz M, Lapidot P, Branner R et Eidelman A, Parturient women can recognize their infants by touch, *Developmental Psychology* 1992 ; 28 : 35-39.

57. On peut aussi, dès la grossesse, prendre contact avec une association de soutien à l'allaitement maternel, en premier lieu La Leche League
➜ BP 18 – F-78620 L'Étang-la-Ville
Tél. :+ 33(0)1 39 584 584
www.lllfrance.org.
La liste de toutes les associations de soutien se trouve sur le site de la CoFAM :
➜ www.coordination-allaitement.org.

58. Voir ses ouvrages cités dans les ressources. Et son article « De la pertinence des savoirs traditionnels, et des contradictions de l'approche moderne à propos des suites de couches », *Dossiers de l'allaitement* 2001 ; 49 : 26-27.

Du même auteur
aux Éditions Jouvence

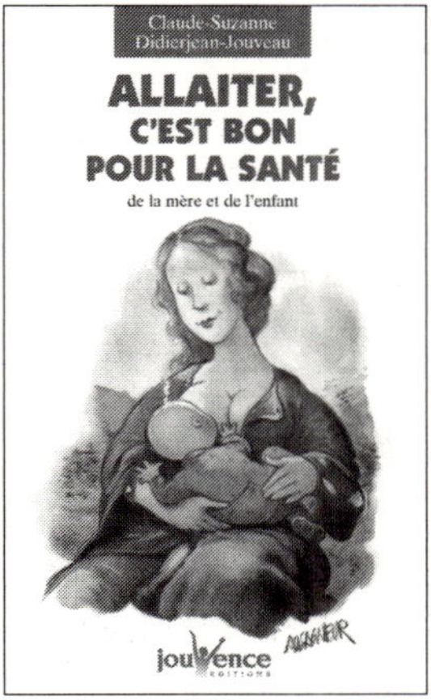

➤ Allaiter, c'est bon pour la santé !

Claude-Suzanne
Didierjean-Jouveau

Ce livre fait le point sur les récentes études réalisées sur le lait maternel, ses effets spécifiques, ses bénéfices tant sur la mère que sur l'enfant, à court ou à long terme. Nombre d'indications précieuses!

96 pages, 4,90 € / 9 CHF

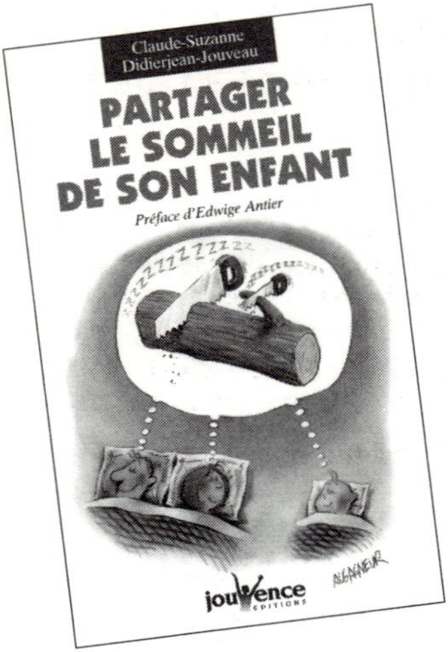

➤ Partager le sommeil de son enfant

Claude-Suzanne
Didierjean-Jouveau

Pourquoi notre bébé rencontre-t-il autant de problèmes de sommeil ? Peut-être parce qu'à notre époque, on oublie facilement une pratique répandue dans l'histoire de l'humanité : le sommeil partagé ou cododo !

96 pages, 4,90 € / 9 CHF

www.editions-jouvence.com

Envie de bien-être?

www.editions-jouvence.com

Le bon réflexe pour:

Être en prise directe:

- avec nos **nouveautés** (plus de 50 par année),
- avec nos **auteurs**: Jouvence attache beaucoup d'importance à la personnalité et à la qualité de ses auteurs,
- tout notre **catalogue**... plus de 340 titres disponibles,
- avec **les éditions Jouvence**: en nous écrivant et en dialoguant avec nous. Nous y répondrons personnellement!

Mais aussi chaque mois:

- découvrir **le livre du mois**: chaque mois un livre est particulièrement mis en évidence et nous vous faisons partager notre enthousiasme,
- apprendre à mieux connaître **l'auteur du mois**: chaque mois un auteur est particulièrement mis en évidence. Interwievé, il parle de sa pensée, de ses projets, de ses coups de cœur,
- découvrir aussi **la librairie du mois** et ses particularités: il y a toujours, proche de chez vous, une librairie qui aime et connaît bien son métier. Elle saura vous conseiller.

Mais encore:

- **commander** vos livres dans une librairie proche de chez vous grâce à notre liste de librairies en France, Suisse, Belgique et Canada,
- **commander** en ligne,
- **communiquer** directement avec nos auteurs: vous trouverez leurs coordonnées postales, leur e-mail et site internet,
- **vous informer** en direct de leurs stages et conférences: nos auteurs sont à votre disposition, ils aiment à prolonger leur message par un enseignement direct.

Le site web de la découverte!

Ce site est réactualisé en permanence, n'hésitez pas à le consulter régulièrement.

Achevé d'imprimer sur rotative
par l'Imprimerie Darantiere à Dijon-Quetigny
en août 2007

N° d'impression : 27-1317
Dépôt légal : octobre 2007

Imprimé en France